再见，
我的抑郁
体质

La Dieta
Della Mente Felice

［意］斯特法诺·埃尔泽戈韦西————— 著

董丹 汪予暄————— 译

北京科学技术出版社

本书资料仅供参考，不能替代医生的建议和护理，您应该在使用本书介绍的方法前咨询医生。作者和出版方不承担任何可能因使用本书中包含的信息而产生不良影响的责任。

LA DIETA DELLA MENTE FELICE by Stefano Erzegovesi

Copyright © 2020 Antonio Vallardi Editore, Milano

Gruppo editoriale Mauri Spagnol

Photograph © Thomas Lui ReflexStudio

Simplified Chinese translation copyright © 2023 by Beijing Science and Technology Publishing Co., Ltd.

著作权合同登记号　　图字：01-2023-0368

图书在版编目（CIP）数据

再见，我的抑郁体质 / (意) 斯特法诺·埃尔泽戈韦西著；董丹，汪予暄译 .—北京：北京科学技术出版社，2023.7

ISBN 978-7-5714-2847-1

Ⅰ. ①再… Ⅱ. ①斯… ②董… ③汪… Ⅲ. ①脑－保健－食品营养 Ⅳ. ①R151.4

中国国家版本馆CIP数据核字（2023）第011388号

策划编辑：杨　迪	电　话：0086-10-66135495（总编室）
责任编辑：李雪晖	0086-10-66113227（发行部）
封面设计：李一	网　址：www.bkydw.cn
图文制作：北京瀚威文化传播有限公司	印　刷：河北鑫兆源印刷有限公司
责任印制：吕　越	字　数：218 千字
出 版 人：曾庆宇	开　本：880 mm × 1230 mm　1/32
出版发行：北京科学技术出版社	印　张：8.5
社　　址：北京西直门南大街 16 号	版　次：2023 年 7 月第 1 版
邮政编码：100035	印　次：2023 年 7 月第 1 次印刷

ISBN 978-7-5714-2847-1

定　价：79.00 元

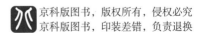

致 谢

致我的学生和患者：

感谢你们，我每天都在学习中成长。

致我的父母：

感谢我的父亲皮波（Pippo），他教会我了解并尊重自己
和他人的界限；

感谢我的母亲莉娜（Lina），她教会我保持好奇心并从
不同角度看待问题。

说　明

　　我们已尽最大努力确保本书中的信息(包括通俗的内容)丰富且正确，并在出版时更新。本书中的任何建议或观点均不能取代医生的意见。如果读者对自身健康状况有所疑虑，应向医生咨询并寻求建议，在医生的帮助下做出所有的治疗选择和决定，因为医生拥有治愈患者所需的专业知识和技能，了解每个患者的基本信息。本书仅供参考，在任何情况下都不能作为读者自行修改医生开具的专业诊疗方案的参考资料。因本书相关内容造成的直接或间接的不良影响，出版社和作者概不负责。

前　言

我们说到哪儿了？

在我的上一本书《全民断食》中，我用经理阿缇欧米的话作为结尾，我们也就此告别。他说他要减掉的体重太多，健康问题层出不穷，但又因节食而筋疲力尽。对此，我们每个人都身受同感。

对每周断食一天的瘦身方法以及采用地中海素食法的节食方式，阿缇欧米感到非常满意：他的体重缓慢而稳定地下降，血压趋于正常，精力充沛且稳定。不过，这些变化都不是最重要的，最重要的变化是：此前大家一贯评价阿缇欧米"是一个性格急躁、脾气暴躁的人"，他在愤怒时经常流露出悲伤和厌倦；而现在他能心平气和地向我娓娓道来自己生活中发生的变化，他拥有了更多好心情，可以享受更多平静、安宁的时刻。

更令人惊讶的是他描述这些变化时所使用的语气：他没有使用惯用的夸张语句，比如"酷毙了！""我像火箭一样从椅子上弹起来"，而是用一种自然、平和的语气说道："我现在就这样。"好像他自始至终都如此。

医学界普遍认为，单个案例具有偶然性，不能作为科学理论的依据；但是，单个案例可以成为促成知识"点"连接进而形成知识体系的强大推手。

为什么要写这本书？

我说的"点"其实是以下3个问题，表面上它们相距甚远，似乎没什么关联。为此，我开始研究和思考它们之间的关系。

- 生活在地球上所谓的"蓝色地带"（世界上最长寿的人居住的5个地区）的人普遍长寿且慢性病发病率很低，抑郁、焦虑的情况较少，精神压力的水平也明显较低。该现象是否与他们的饮食和生活方式有关？
- 最新的科学研究结果表明，中枢神经系统轻微、持续的炎症与抑郁、焦虑和精神压力过大都有关。我们是否可以通过调整饮食结构和生活方式来降低人的中枢神经系统的炎症水平？
- 另一个现代研究方向，其科学出版物的数量可以说是"爆炸式"地增长。该方向研究的是"肠-脑轴"机制，即我们的肠道菌群如何直接且具体地影响大脑的运作、情绪的调节、焦虑程度和精神压力水平。有什么办法可以更好地培养对大脑有益的肠道细菌吗？

我把这3个"点"联系在一起，这本书就出来了。

本书分为三部分，我在此简要介绍一下各部分的内容。

第一部分　我们的需求

知道大脑的需求是我们饮食的前提和基础：把发言权直接交给大脑，这样它可以直截了当地告诉我们最有助于它健康的食物是什么。接着，我们把发言权交到肠道细菌手中，以从它们那里了解我们在餐桌上要如何做才能与它们友好相处，并帮助它们繁荣。

第二部分　历史和科学的诉说

当我们眺望未来时，回顾先辈们的事迹，总是很有用的。如此一来，我们就可以一起探索关于食物、炎症、微生物群的健康与大脑功能之间的关联。聆听历史的箴言，关注最新科学文献的突破。

第三部分　让我们上一桌益于大脑的好菜

最后一部分我最喜欢：我们将把前两部分的理论知识付诸实践，回到厨房，准备健康、美味的食物，它们既适合大脑，又能给人带来好心情。

人不能只靠食物来生活，我们还将具体讨论其他做法，例如，采用正念疗法、保持良好的睡眠、构建令人满意的社交关系，这些做法不仅对大脑有益，使其健康、平静，还能带给人好心情。

那么，现在请大家坐好，关闭手机，好戏开场！

一盎司的预防，胜于一磅的治疗

美国著名的科学家、政治家本杰明·富兰克林说过："一盎司的预防，胜于一磅的治疗。"换句话说，30克的预防药物与500克的治疗药物效果是一样的。这句话最初用于消防安全领域，不过，它也适用于健康方面。

磅和盎司与本书有什么关系？确切地说，关系很大，因为健康饮食无疑是预防当今许多慢性疾病（包括精神疾病）的强有力措施；但是，正如本杰明·富兰克林指出的，单纯进行健康饮食并不能代替已被证实有效的常规医学疗法，因为它不具有足够的"分量"。

一个不可或缺的前提

因此，如果患有精神疾病，无论是患有抑郁症、焦虑症，还是压力综合征，都要先咨询医生。焦虑症、抑郁症是严重的慢性疾病，世界上很多人都深受其扰，它们也给社会带来了巨大的负担。尤其是患者的生活质量和工作能力会逐步下降。因此，我们不能掉以轻心，更不要自欺欺人地以为一碗糙米饭就能治愈他们。即便这碗糙米饭再好、再健康也不顶用。

本书中的建议肯定能帮助你们增强治疗效果，减轻常规医学治疗产生的副作用，但它们本身无法单独用于治疗疾病。

如果你们如大多数人一样，受到的困扰属于奥地利精神病医师弗洛伊德所说的"日常生活心理病理学"的范畴，例如，出现周期性轻微情绪波动，特别紧张的时候丧失理智、难以集中注意力，做事情时感到疲劳、提不起兴致，出现心理因素造成的肠道功能紊乱等，那么，本书会给予你们莫大的帮助。

只要注重预防，你们的健康状况就会有所改善，精力会更加充沛，情绪会好转，甚至精神生活也会有所改善，何乐而不为呢？

目录 Contents

第一部分　我们的需求

01 我们的大脑
大脑在餐桌上的需求

　　在正文的各个章节中，我会把发言权交给那些直接参与我们的身体和心理活动，并让我们充满活力的关键部位。比起我而言，它们能更清晰地向你们解释自身复杂的工作原理和所具有的功能，表达它们在餐桌上的需求。

　　大家好！我是你们的大脑。

　　从外表上看，我黏糊糊、湿湿软软的，就如同肉铺案板上的肉。但你们可别被我这副毫无活力的外表所欺骗。

　　实际上，我可是绝对的实力派！你们想想，虽然我的重量只占你们总体重的2%，但你们的心脏每跳动一次，我就能独享从心脏流出的血液的15%。不仅如此，我还会消耗你们身体所需的氧气和总能量的20%。

　　当然，我对能量源十分挑剔。我最喜欢的碳氢燃料是葡萄糖：没有葡萄糖的持续供能，我会在短短几分钟内失去活力，变成一摊死肉。过不了多久，你们整个人也会和我一样。

以防万一，如果你们真的处于饥荒中，我可以吃些难吃的东西来维持功能。这个难吃的东西叫酮体，真的一点儿都不好吃，甚至还有点儿臭。我的好朋友肝脏，在消耗完脂肪后，会为我准备酮体以备不时之需。

现在，说一下我独特的能力。

为了自身功能正常运转，我提出了以下4点要求。

❶ **干净、高效的循环系统**。否则，供我独享的15%的血液怎能顺利循环起来？

❷ **丰富的抗氧化剂**。如果不满足这个条件，我将无法管理体内的氧气，并且可能在几小时之内因氧化反应而导致自己生锈或者被烧伤。

❸ **持续稳定的葡萄糖供应**。如果不能保证给我充足的葡萄糖供应，让我从中获取能量，那么，我怎么能一天24小时都处于"开机"状态呢？

❹ **快速高效的"肠道-微生物群-大脑"网络**。肠道杆菌是我最好的朋友。如果没有它，我就无法实现自我调节，总会情绪低落，甚至可能早已绝迹。

为了更好地介绍我自己，我给你们讲讲我的朋友，它就住我家楼下，也是一个大脑。昨天，它和我分享了一份标准食谱，它楼下那50岁的胃每天都消化这份食谱上的食物。这个胃整日在各种"社交网络"（如周围神经系统、循环系统、免疫系统）上吹嘘这份"健康、细致的食谱"。说句题外话，我们器官早就活跃于"社交网络"上，甚至比你们人类使用社交软件还要早。

这份每日标准食谱看起来平平无奇：早餐是豆奶卡布奇诺和布里欧修面包（不含黄油、鸡蛋、牛奶）；午餐是用火腿、马苏里拉奶酪、两片番茄和一片沙拉叶菜做成的三明治；晚餐是鸡胸肉、一小盘沙拉、4片吐司和水果酸奶。

我的朋友告诉我，它为自己拥有这样"健康"的食物感到骄傲，但它总是感到疲倦、乏力，疲惫不堪。从清晨开始它就情绪低落，无法集中注意力，健忘，一整天都处于紧张状态，像一根绷紧的弦。

我知道原因。请你们往下看，听听我们器官在"社交网络"上都说了些什么。

干净、高效的循环系统

动脉，我的另一个朋友，给我以及其他所有大脑输送珍贵的营养物质。每个瞬间，我们都需要这些营养物质来提供能量。

但现在，动脉经常抱怨："我们竭尽所能运输着最好的食物，但是最后真正到你们餐桌上的少之又少。动物蛋白过剩，脂肪酸也都是饱和脂肪酸，因此最后送到'大脑餐桌'上的食物品质很差：它们黏糊糊地附着在内皮细胞上。血管内壁上的内皮细胞犹如墙面上精美绝伦的瓷砖，需要定期打蜡以保持光滑，如此，血管中血液的流动才能畅通无阻。劣质脂肪附着在血管内壁上，形成了一摊摊小的块状物 —— 动脉粥样硬化斑块。这些斑块在'社交网络'上发表了一些挑衅言论。想象一下，免疫系统的细胞们看到这些言论会有怎样的反应？举个例子，巨噬细胞注意到了一些攻击自己的言论：'巨噬细胞，你马上要进棺材了！'或者'巨噬细胞，你的好日子马上就要到头了！'诸如此类。那么，巨噬细胞就会气急败坏地跳到我们身上，试图清理斑块聚集的灶区。结果是这些斑块发炎，变得更加笨重、庞大且脆弱易碎。我们竭尽全力保持着血管通畅，但是这些斑块越来越大，堵塞了血液前进的道路。更糟糕的是，一些脆弱且发炎的斑块分裂成了更多小碎片，散落在血管内壁的各处。无论我们多么努力地清理这些小碎片，它们还是时不时地堵塞一条通道。最坏的结果就是并发症（如脑卒中）发作。不过在此之前，当我们中有较大的动脉被堵塞时，附近的一小片区域就会出现供血不足的情况，重要器官就会受到损伤。"

即使血管内壁没有游离的小碎片，只要这些发炎的斑块存在就足以毁了我的好心情。

因此，在下文中，我提出了在餐桌上最重要的3点要求，来维护干净、高效的循环系统。

Ⓐ 你们应避免食用过多的肉制品，减少饱和脂肪酸的摄入量

在"拒绝吃"和"放开吃"之间，我们提出了"避免过量"这一概念。我们试图通过科学量化来赋予肉制品适当的食用分量，而非极端地妖魔化肉制品。何为不妖魔化肉制品？

举个例子，我有一个朋友是一个因纽特人的大脑。它需要摄取大量的饱和脂肪酸和肉制品，否则它就会被冻死！而我有幸生活在温带地区，我们更需要本书中涵盖的所有植物性营养物质。如果你们生活在北极，或者我举个更简单的例子，你们住在山上的房子里，只有一间屋子里有炉子，其余地方都滴水成冰，这时候该去问因纽特人的大脑你们需要吃什么。

"拒绝吃"和"放开吃"

如何在"有意克制"和"随心所欲"这两种状态之间定位自己？

回顾20世纪60年代烟草公司的广告，你们会十分惊讶：广告上传递的信息是，对身体健康而言，"适度吸烟"并不是坏事；而且，适度吸烟还有一定的益处，例如能够帮助你们"提神醒脑、保持苗条"。

因此，你们要准确理解"适量"这一概念的含义。一般情况下，这意味着"我偶尔吃一点儿"，也可能意味着"我每天只做一件我想做的事情"。不过，更要注意的是那些"恐吓者"的言论："小心！那一小撮精白面粉和那一汤匙白糖是毒药！"这种病态的言论会让你们对食物产生焦虑和担忧，认为任何食物都可能是不健康的。

其实，快餐（如汉堡包）或含糖饮料固然对我们（大脑）的健康有害，但过度关注食物营养成分的病态心理和焦虑感对健康而言更加危险，仿佛每天都要严加防范食物里的"毒素"。

那么，我们该怎么做呢？

我们可以尝试旨在限制肉类食物的4/21饮食法：一日3餐，一周21餐；每周21餐中的4餐，可以吃肉类食物和蛋奶制品，如猪肉、牛肉、羊肉、鸡肉、鱼肉、蛋类、奶酪等；其余17餐则要多吃蔬菜。

还有一个实用的建议：少吃肉制品，但可以吃高品质的。例如经过"动物友好型"、有利于环境可持续发展方式饲养的动物所制成的高品质肉制品。

这个饮食法有点像居住在"蓝色地带"的人一直延续下来的饮食方式。他们普遍长寿，即便90多岁，身体功能依然活跃，思维仍旧敏捷。他们把动物制品作为调味品，而非丰盛的主菜。例如，在周日的早餐里加一块肉，或者在沙拉里加半个鸡蛋。

面对精加工食品，例如超市里的包装食品、餐厅的甜点、自动售货机里的零食，我们又该怎么做呢？

打个比方，很多人都喜欢坐旋转木马或者坐过山车，但是如果一天坐3次或者以上，那就会感到无聊，甚至会有些反感。因此，对精加工食品的态度和对坐旋转木马的态度是相似的：最好只在节假日食用这些精加工食品。即使你们在休假，一周也最多吃2次。

　　基于态度上的一致，不妨称这些精加工食品为"旋转木马食品"。当我和我的患者交谈时，我从不称它们为"垃圾食品"。我认为，任何一种食物，无论含有多么不健康的成分，都不应该被称为"垃圾食品"，毕竟这是一个带有贬义的标签。而且，吃"垃圾食品"的想法会让人产生一种矛盾感：吃了"垃圾食品"会产生愧疚感，但又无法抵挡"垃圾食品"的诱惑，两种情感相互交织，其结果就是我们会吃得更多。因此，我更喜欢将它们统称为"玩具食品"，因为在任何年龄段，我们都希望时常把玩一下最喜欢的玩具。但是如果整天都在玩，我们很容易就会厌倦，也会变得更难满足。

Ⓑ 你们应避免摄入过多的精加工食品，以减小发生炎症的概率

　　精加工食品和炎症有什么关系呢？答案是关系很密切：精加工食品使得人体内的血糖水平不稳定，出现剧烈波动（见第8页），它们会对我们的朋友 —— 肠道细菌造成严重破坏（在下文中，肠道杆菌会为你们详细介绍这一点），因而促进了促炎症物质的产生。所以，你们要遵循"适量"规则，掌握好"拒绝吃"和"放开吃"之间的度。

Ⓒ 你们要维持内皮细胞功能正常运行 —— "给方砖打蜡，让其保持表面光滑。"

　　（1）可以吃一些优质脂肪，如特级初榨橄榄油、坚果、油料种子等。

　　（2）多运动。每小时里抽出一分钟站起来走一走或者做简单的伸展运动，使内皮细胞保持正常状态。

（3）多喝水。轻微脱水就会让我失去活力。

（4）不要吸烟。如果你们自己做不到，就让他人监督你们。

丰富的抗氧化剂

在我消耗的所有能量和氧气中，总有若干个未成对电子因为稳定性低而四处游离。每个未成对电子都会引起一系列的氧化反应，而充当消防员角色的抗氧化剂可以防止这样的事情发生。否则，神经元之间的连接处就会生锈，我就会疲惫不堪。生锈意味着炎症的发生、记忆力衰退、注意力不集中、情绪低落，所以你们要想方设法摄入自然界给予你们的丰富的抗氧化剂。

抗氧化剂源自哪里呢？在动物世界里犹如大海捞针，无迹可寻；而在植物世界里则唾手可得，遍地都是：蔬菜、水果、全谷物、豆类、坚果和香料。

在第三部分"让我们上一桌益于大脑的好菜"，你们会了解这一切背后的原理以及应该做些什么。

持续稳定的葡萄糖供应

对我而言，糙米饭富含膳食纤维和抗氧化剂，其中的淀粉会被胃肠道慢慢消化、分解为葡萄糖分子，这些美味的葡萄糖分子通过我的朋友——动脉的运输不紧不慢地来到我的餐桌上，滋养着我的细胞。因此，我才得以情绪稳定、精力充沛、安静又专注。

相反，在进食用精白面粉做的小点心或者自诩营养价值很高的大米饼干大约20分钟后，哇，葡萄糖就像潮水一般向我涌来，我会变得异常兴奋。

过了一会儿，我的朋友胰腺和它产生的胰岛素开始发挥作用：大量的胰岛素像勇猛的战士，迅速地把游离于细胞外的葡萄糖送入细胞，储存在储备库——糖原中，但也有可能储存在脂肪中。同时，胰腺能代谢掉人体内循环过剩的那一部分葡萄糖。

大约一小时后，葡萄糖供应不足，我开始表现出以下症状：犯困、注意力不集中、情绪倦怠、易怒、迟钝。然后，压力激素——皮质醇会调节血糖水平，使其上升，同时制造焦虑——"出现了一些问题，我无法平静下来"。最后，饥饿激素发挥作用，使我产生进食的欲望。

因此，我得再来一块点心或饼干。于是，葡萄糖再一次戏弄了我，玩起了恶作剧，一把抽掉了我屁股底下的胰岛素椅子，这加深了我对重口味的食物的渴望。

随着时间的推移，所有这些康康舞（法国的一种舞蹈）式的剧烈波动使我更加无精打采，更容易引发炎症。对我而言，慢性炎症是好心情最大的敌人，你们要永远铭记这一点！

现在，就可以解释住我的那位大脑朋友为什么情绪低落了：尽管看起来它那爱慕虚荣的胃吃得很健康，但实际上它吃了太多动物性食品和精白面粉，而富含膳食纤维的食物和含有抗氧化剂的蔬菜吃得太少。

快速高效的"肠道-微生物群-大脑"网络

科学家们研究"肠-脑"这道轴线已经很多年了。实际上，几百万年来，肠道细菌一直与我生活在一起，我们一同进化。在与其不断交流的过程中，我得以完美地调节决定我健康的以下3个关键因素。

a. 正如我刚才提到的，你们务必要减少炎症。如果炎症频发，我就会悲伤不已、活力尽失。

b. 要重视脑神经递质的水平。脑神经递质能根据我的需要使我充满活力，同时可以帮我恢复平静。

c. 要注意神经元生长因子和其他信号分子的水平，它们可以让神经元保持完美运转的状态，调节焦虑和抑郁，促进细胞恢复和再生。

还有第4点，我请我的朋友肠道杆菌发言。接下来，它将在下一章讲述它自己的故事。

02 我们的杆菌
友好的肠道菌群的需求

大家好，我是你们的肠道微生物群的负责人之一。如你们所知，肠道里面住着无数如我一样的细菌。

我们的数量高达100万亿，甚至更多，因此向你们详细介绍我们每个个体几乎是不可能的。我们杆菌通常沉默寡言，习惯于迅速了解对方。不过，我仍要清楚地告诉你们以下几件事。

我们没有善恶之分。肠道与现实社会环境相似，不存在绝对的"好人"和"坏人"：有的人头发是金色的，有的人头发是黑色且卷曲的，每个人都是系统不可或缺的一分子。牢记这个词 —— **生物多样性**，尽可能地吃不同种类的食物，在体内培养出更多种类的微生物。这样一来，那几个真正的恶徒（对人类有致病作用的微生物）就会待在原地，动弹不得。

联系，联系，联系。另一个关键词是**联系**，指人与其他人和整个世界的普遍联系。你们可以抚摸大地，拥抱森林中的一棵树，或者抱成一团，或者紧靠在一起，喜欢的话，甚至可以亲吻和舔舐对方，这些都有助于增加你们的生物多样性。根本无须感到羞愧，你们在刚来到这世上时就和自己的母亲有了最天然的亲密接触。在那第一次的接触中，我的同伴——数以百万计的乳酸菌和双歧杆菌，就已跃跃欲试，准备入住此前空空如也的肠道了。

如果你们是通过剖宫产出生的，也无须担心：免疫细胞带着乳酸菌和双歧杆菌在经历一系列冒险之旅后，就会成功进入母乳。母乳还富含低聚半乳糖（GOS）和其他物质。低聚半乳糖属于人类无法消化的糖类，我们友好的肠道细菌特别馋它。

膳食纤维，膳食纤维，还是膳食纤维。这个话题如此重要，以至于单独展开讨论恐怕这儿的空间都不能满足——你们会发现后面有两章专门讨论膳食纤维。在这里，我只想给你们一个小小的提示：想象一下粪化石是什么构成的？粪化石是你们祖先的粪便的化石，通俗来说就是"古代人的粪便"。研究人员在这些粪化石里发现了大量的膳食纤维，推算出这里的人每天至少摄入100克膳食纤维，这直接表明你们祖先吃了大量蔬菜。这数字可能令你们震惊，因为现代人一天能摄入25克膳食纤维就已经相当不错了，难怪总有人会受到便秘等问题的困扰。

无论如何，如果你们真的像大脑那可怜的朋友那样吃饭，就别想做我的朋友：午餐中的三明治里只有少量绿叶蔬菜和番茄，晚餐只有一片可怜的生菜叶。我和我的朋友需要数量充足、种类丰富的食物。

每日摄入100克膳食纤维，在今天也能实现吗？当然可以，在饮食上将全谷物、豆类、多种不同的蔬菜、新鲜水果或果干、坚果、种子巧妙地进行搭配，就能实现。你们会在接下来的章节中找到饮食搭配方面的所有窍门。

我朋友的名字。我的朋友实在太多了，把它们的名字都说出来的话，你们容易混淆，但有几个值得我提一下。首先是乳酸菌和双歧杆菌，它们很受大脑的喜欢；还有阿克曼菌，它们只在特定时间进食，并通过自身断食让消化系统得到休息；接着是普雷沃菌，它们以大量蔬菜为食；除此以外，整个拟杆菌家族都是我的朋友。

然而，我们不能把所有细菌一概而论、泛泛而谈，还是得分开来具体地看每种细菌。例如，珍贵的乳酸菌是厚壁杆菌家族的成员。厚壁杆菌与肥胖、慢性炎症及饱和脂肪酸和蛋白质充足的西式饮食都有关，它们在远古时期就与双歧杆菌签署了一份攻守同盟的互助协议，结成了战略同盟。

另外，诱发喉咙中的斑块、导致严重咽炎的链球菌家族，在旅行时引发腹泻的埃希菌，都是我的潜在盟友，因为上述细菌与致病杆菌非常相似但不完全相同。我和它们交朋友就好比从坏蛋那里偷取食物，用以维护你们肠道的平衡，营造多姿多彩、多种族和谐相处的和平环境。

顺便提一下"多种族"：我们生活在一个拥挤不堪的世界中，你们不要以为投喂我们几片益生菌酵素片就能高枕无忧、一劳永逸；其实，不论你们精挑细选的益生菌酵素片功效有多好，都无法解决所有问题。就好比委派一个好人独自去治理一个居住着数千名罪犯的社区，你们觉得可行吗？

不过，如果你们委派了一批好人下来，它们有具体的分工，涵盖思想指导、学校教育和厨房饮食等，那么，一切将有所不同。换言之，你们需要完全改变饮食方式和生活方式，这样所产生的积极影响才是长期有效的。肠道杆菌可以向你们保证这一点！

为了让我们杆菌繁荣

我们杆菌雷厉风行，不愿浪费时间于推理论证上。因此，我给你们留了两张清单：一张写明了禁止做或尽量不要做的事情，另一张罗列了能够帮助我们在最佳状态下茁壮成长、使我们保持多样性和复原力的事情。这对我们的健康有好处，当然也有益于大脑。

不该做的事情

ⓐ 吃过多的精制糖、动物蛋白和饱和脂肪酸

这些都是杆菌里的恶徒最喜欢的食物，恶徒们通常会急切地穿过肠壁，直抵血液。不过，这并不一定意味着感染，因为免疫系统时刻保持警惕，反应迅速。但是这些恶徒免不了带来慢性炎症、衰老、焦虑和抑郁。如果你们真的想吃零食或者富含脂肪的肉类，请适可而止，就权当帮我个忙了。如果一块80克生重的牛排进入胃部，最多到小肠的最上端（十二指肠）就能被完全消化，所以到达你们肠道下端（回肠）的废物非常少。你们要知道，这些废物会在结肠里滋养不良的杆菌，因此，适量吃真的很重要。

ⓑ 吃太多甜味剂

人体的甜味感受器不仅仅分布在口腔里，还充满了着整个肠道。大量甜味剂不但会欺骗甜味受体，还会使杆菌异常兴奋，我的这些嗜糖如命的室友开始肆无忌惮地大量繁殖。命运就是如此捉弄人：你们吃的标示"零糖零卡"的甜食、喝的甜饮料中的甜味剂使得我们部分杆菌成为贪食真糖的"老饕"，因此，你们将面临患上糖尿病或肥胖症的风险。

ⓒ 过量饮酒

摄入过量的酒精会打破我们种群的平衡，使得营养偏爱滋养种群中的"老饕"，因此，你们肥胖或患上代谢综合征的风险更大。不仅如此，酒精还会迫害种群中最能消灭炎症的勇敢斗士。这还不是最糟糕的，酒精甚至是某些有毒物质和细菌的帮凶，可以使它们更容易地透过肠壁，造成所谓的"肠漏"。

为此，你们有必要知晓酒精单位（AU）的概念：一酒精单位（1AU）相当于一整杯（125毫升）中等酒精度（12%vol）的葡萄酒、一罐（330毫升）低酒精度（4.5%vol）的啤酒或一小杯（40毫升）高酒精度（40%vol）的烈酒。如果你是男性，每天不要摄入超过两酒精单位的酒；如果你是女性，最多只能喝一酒精单位的酒。如果超出标准饮酒量，对我们杆菌而言，那就弊大于益了。

正如上文a点提到的可以适量食用一些我们（友好的微生物）不喜欢的食物，这个适量原则同样适用于饮酒：每天一单位的酒精是真正、天然的益生元，能够滋养友好的乳酸杆菌和双歧杆菌，这或许是因为红酒等酒精饮料含有大量的抗氧化剂。相反，摄入过量酒精会过犹不及、助纣为虐，纵容肠道中的恶徒肆意妄为。

ⓓ 睡眠不足、作息不规律、饮食不规律

与每个人体细胞一样，我们杆菌也有生物钟，你们需要小心对待。你们一旦忽视我们，如通宵工作熬夜的话，那我们就会分不清昼夜，一头雾水，做的所有事情与你们的健康需要背道而驰。如果这种混乱持续一段时间，我们就会开始向大脑传递坏情绪、焦虑和抑郁的信号。

ⓔ 使用过多的抗生素和消毒剂

在我们友好杆菌抵抗病原体筋疲力尽、命悬一线的危急时刻，抗生素作为珍贵的盟友总是会挺身而出。它们已经挽救了无数人的生命，并在继续进行着这项伟大的事业。

然而请记住，在消灭病原体的同时，抗生素会误伤我们友好细菌，每次都有数以亿计的友好细菌死亡。因此，重要的是，要适量使用抗生素和消毒剂，并且仅在医生指导下使用。

要做的事情

ⓐ 吃饭以蔬菜为主并且保证食材种类丰富

虽说膳食纤维是细菌朋友的挚爱，但情况不尽相同。无论如何，还是要严格遵照前面讲的话 ——"膳食纤维，膳食纤维，还是膳食纤维"去做。特别注意，严格遵从和执行第11章所给出的建议和食谱。那时，你们能听到蔬菜友人的现场发言。

ⓑ 吃发酵食物

我的许多微生物朋友能在特定的食物 —— 新鲜发酵食物中茁壮成长、迅速繁殖，同时保持活力和生命力。请不要胡乱猜忌，我们这样做不是为了让你们感到舒适，这么说可能让你们有些许失望：很抱歉，但是我们确实需要通过这种方式在最利于自己生存的环境中生长、繁殖（你们的肠道也是最有利的环境之一）。从这个角度上说，我们的互相帮助尤为重要。

我们发酵某些食物（如酸奶、开菲尔酸奶、泡菜或德式酸菜），你们吃这些食物，珍贵的细菌朋友就能轻而易举地重新占领你们的肠道。你们将在第22章中看到这一切。

ⓒ 保证规律饮食、按节奏生活

对这点我不展开讲，你们会在第27章中找到详细解释。

我只想提醒你们，生物钟不仅存在于大脑或者你们体内专门的细胞中，也存在于我们这些小小的、看起来愚钝的微生物中。把我们拆开一个一个看，我们似乎很愚钝；但几万亿个微生物聚集在一起，既聪明过人、反应机敏，又能根据形势巧妙地改变策略。

ⓓ 控制精神压力

当然，我们友好细菌为你们做了很多事情，如改善情绪、平复焦虑、增强抗压能力。不过，反之亦然：如果你们精神压力很大，我们也会变得很紧张，这就给了恶徒占领肠道的机会。因此，你们应多多练习冥想或尝试正念减压疗法；也可以在户外愉悦地散步，最好在树林里呼吸新鲜空气。你们会发现无论采取哪种方式，我们都乐享其中。

ⓔ 最后但同样重要的：请你们多倾听我们的意见！

如果你们开始疯狂想吃某些食物，有了所谓的"渴望"，不要将它想得过于复杂，不要认为这是因为缺爱或是想念小时候爱吃的点心。从我们的角度上看，这可能是因为我们中很多杆菌对特定的物质，如某些氨基酸、脂肪和糖类，非常馋。科学研究结果表明，虽然我们很微小，但我们能影响果蝇等动物的食物选择。也许在不久的将来，在你们人类身上也会有相同的发现。

同时，当你们长时间为某些甜食、奶酪或肉类发狂时，应注意到这或许是我们发出的信号：我们正试图以各种方式让你们明白，某些恶徒正在无休止地增多，现在比起任何时候都应改变饮食方式和生活方式，打消那些爆发的欲望。

感谢大脑和肠道杆菌在食物选择方面给我们提供建议，告诉我们选择什么食物不仅能帮助我们保持头脑清醒，还有助于缓解情绪、增强记忆力，以及提升抗压能力。准备好进入第二部分了吗？要不要先从椅子上起来，去喝杯水，伸展一下双腿？

第二部分　历史和科学的诉说

03 粪便里的天才
梅契尼科夫和益生菌的诞生

　　每当我看到阳台上的鸟粪，就会联想到埃黎耶·梅契尼科夫这位天才。梅契尼科夫是个多才多艺的科学家、伟大的学者和博物学家，在20世纪初，他提出了一系列有关长寿的问题，至今耐人寻味：我们是如何衰老的？为什么有些人的寿命比其他人的长？还有一个特别的问题：为什么有些动物能活上几百年，而有些动物只能存活几天？

　　梅契尼科夫利用当时简陋的设备进行研究，提出了一个绝妙的假设，他认为人的寿命和粪便有关，"毕竟人总是要排便的！"这话放在今天恐怕要被科学家们嗤之以鼻、不屑一顾。但是，这一假设在现代的科学文献中得到了证实：长寿与肠道末端的状况的确有关系，从广义上说，人体细胞正常工作以及各组织、器官（包括大脑）的功能良好运行都与之相关。而我们所说的肠道末端就是结肠，也是大肠的一部分。

　　在梅契尼科夫的比较解剖学研究中，他对不同物种之间器官结构的差异做了深入研究和分析。他发现，与其他物种相比，鸟类普遍寿命很长，这似乎与它们肠道特殊的构造有关。

鸟类的结肠非常短，短到几乎不存在。因此，鸟类身体里没有任何"多余"的部分，以至于它能够自由地飞上云端，轻盈地在空中翱翔。在所有生物中，鸟类体内的这种结构可以说是独一无二的。它们体内没有储粪槽，可以边飞边排便。这就是它们如此轻盈，同时我的阳台上总有鸟粪的原因。

那么，结肠中储存的某些物质是否会使细胞和大脑中毒、老化？梅契尼科夫指出：肠道内存在着大量细菌，如果它们处于敌对状态，一些有毒物质就会随之而生，进而刺激我们的免疫系统，造成炎症反应频发，导致免疫系统处于高度警觉状态。梅契尼科夫把这种状况称为"肠道过度腐烂"。

我们把话题转回到埃黎耶·梅契尼科夫身上，他的全名叫埃黎耶·埃黎赫·梅契尼科夫，医学界鼻祖级的人物，研究方向包括微生物群（当时还没有这个称呼）的作用和发酵产品的有益作用。

我们感谢他为我们的社会所做的两方面的贡献，并且这两方面的贡献都深刻影响了我们的社会。第一方面的贡献是1908年梅契尼科夫对"细胞介导的免疫力"的研究，他因此获得了诺贝尔生理学或医学奖：梅契尼科夫证明了巨噬细胞的存在，并发现了它们的功能。巨噬细胞通过吞噬、消化不速之客，帮助我们抵御感染。

然而，我们在此提到梅契尼科夫并不是因为这一发现。这就要谈到他的第二方面的贡献。在获得诺贝尔奖的前几年，梅契尼科夫对影响长寿的机制产生了兴趣，他的研究目的很崇高：他确信长寿是人类的道德和义务，因为他认为我们只有在生命的后半程，才能拥有情感上的宁静，保持乐观并富有建设性。

在多次穿越欧洲的旅程中，梅契尼科夫注意到，保加利亚和高加索地区的一些牧民普遍长寿：平均寿命为87岁（而当时美国人的平均寿命只有48岁）。他还观察到，高加索地区的牧民会喝大量的发酵牛奶，汲取营养。他们的这种行为和好莱坞明星当时出于排毒养颜的目的喝发酵牛奶有本质上的不同。我想这些牧民是有更急迫的事情要考虑：如何让牛奶保存得更久。

在那时，梅契尼科夫就已经分析出了导致牛奶发酵和酸凝的微生物——保加利亚乳杆菌和嗜热链球菌，并将其区分开来。基于这些发现，梅契尼科夫提出了一个大胆的假设：这些乳酸菌能够改善肠道腐烂的状况，使人长寿。希波克拉底在公元前400年曾言"所有疾病皆源于肠道"，梅契尼科夫追溯过往，提出了一种衰老假说：大肠中的腐败细菌释放的毒素进入血液后，激活了巨噬细胞，诱发炎症，导致相关的组织退化。回想一下，正如梅契尼科夫所猜测的那样，现代免疫学告诉我们，在人体遭遇病毒、细菌或癌细胞攻击时，巨噬细胞是我们最好的朋友，但它们也会掉转枪口攻击人体组织，成为威胁我们健康的最坏的敌人。

乳酸菌是我们珍贵的朋友，它可以阻止并清除导致我们衰老的"坏"腐败细菌，腐败细菌会导致包括大脑在内的整个身体老化，还会造成细胞功能失调。从这点上说，并非所有的微生物都对人类健康有害，"肠道微生物对食物的依赖性使人们有机会采取措施改变体内的菌群，用有益的微生物取代有害的微生物"。其实，20世纪时，"益生菌"这个词就已经诞生了，但直到50年后这个词才真正被赋予"对人类生活和健康有益的活性微生物"的意义。

在同一时期，费尔蒙泰（La Fermente）公司在市场上推出了一款发酵乳，正是利用梅契尼科夫分离出的保加利亚乳杆菌和嗜热链球菌菌株生产制成的。该产品一上市就大获成功，在消费者间风靡。几年后，同样的产品被冠以"酸奶（yogurt）"的名字出售，该词在欧美国家迅速传播。不久之后的1930年，日本京都大学的微生物学家代田稔博士发现了某些有助于人体免疫防御机制的肠道细菌，并分离出了干酪乳杆菌，后将其命名为"代田菌"。这一年开始，日本开始生产用"代田菌"发酵的牛奶，这种发酵乳被销售到世界各地，至今仍然畅销。

发酵乳的悠久历史

梅契尼科夫分离出益生菌让我们今天可以喝到酸奶和发酵乳，并让它们的商业化成为现实，我们必须感谢他为人类做出的贡献。实际上，人类食用发酵食品的历史要比这久远得多：据推测，可以追溯到大约1万年前。那个时候，生活在古埃及和美索不达米亚的人们给牛、羊、马和骆驼挤奶，并用相应动物的皮或胃做成容器，将挤出来的奶保存在相应的容器中。这样一来，牛奶接触到了细菌，就成为最早的发酵乳，而这些细菌大概率是我们今天用来制作酸奶的微生物的祖先。相传，在炎炎烈日下的土耳其沙漠，有一位旅途中的牧羊人将牛奶倒入了山羊皮袋，而他转头忘记了这件事。一段时间后，他重新打开袋子，发现牛奶已经变成了浓稠可口的乳脂物。如此看来，同人类很多伟大的发现一样，酸奶的诞生也是纯属偶然。

无论这个传说是否属实，可以肯定的是，喝酸奶、吃发酵食品对身体大有益处，这自古以来就为人所知。在发现微生物之前的几个世纪，人们就已经在喝发酵乳和吃发酵食品了。例如，土耳其人一直都把酸奶看作长生不老药，认为喝酸奶有利于人的身心健康。

所以，喝酸奶和发酵乳能使人大脑保持活力，延年益寿？在一定意义上可以这么说，不过在接下来的章节中你们将会看到，想让大脑快乐，还需要许多其他的东西。

04 黑指甲还是消毒肥皂？
藏有友好细菌的良性污垢

阿方索是我的小学同学，他是我童年时期心中的英雄。他绘声绘色地谈起家里做的比萨就足以令我羡慕不已。阿方索的妈妈做比萨时所用的食材特别丰富，她会放番茄、马苏里拉奶酪、古冈左拉奶酪、火腿、腊肠和萨拉米香肠；而我的妈妈会更注重健康，仅放马苏里拉奶酪、番茄、牛至叶和罗勒叶。她的解释是："食材太多味道就会太重，盖过比萨面饼本身的味道。"我做梦都想去阿方索家吃饭。另外，阿方索常在我面前炫耀他的黑指甲。他居住在米兰郊外的一个农场里，可以尽情地和动物们玩耍，他总把手埋在土里。不过，他必须早起，赶到离农场很远的学校。他经常在上课的时候睡觉，但我记得他从未因生病而缺席过任何课程。

我还记得一个人，就是坐在教室前排的马蒂尔德。她身上总散发着一股清香的气味，即使隔得很远也能隐约闻见。她蓝色的香皂盒里总放着一块奇特的亮绿色香皂，香皂盒旁边并排放着一块绣着她姓氏的毛巾，绣工完美无瑕。（那个年代还没有一次性香皂和液体香皂，所以需要肥皂盒来放置香皂。）

"马蒂尔德，你的香皂为什么这么奇怪？"我曾好奇地问道。

"它并不奇怪，"她回答我，"它是一种消毒肥皂，除了具有清洁功能，它还能消灭细菌。"而当时6岁的我并不知道细菌是何物。

不过，当时我对她的这一说法存有疑虑，并且对带有刺鼻气味的绿色香皂无半点好感。因为老师说她"体弱"，她也确实长期缺课。冬天，所有与"炎"（咽喉炎、扁桃体炎、中耳炎等）有关的名词都能和她扯上关系；春天，她总是眼睛发红，鼻子不通气，还总说"我对花粉过敏"。

尽管阿方索满身泥土味和腊肠味，还经常被老师训斥"不讲卫生"，但是他的身体非常健康；而马蒂尔德看上去比餐盘还干净，却总是生病。

当时，父母告诉我："她用消毒肥皂是因为她本身比较脆弱，需要保护自己。"我对此深信不疑，但多年之后，我发现事实并非如此。

微生物世界与人类世界有许多相似的地方：我们在街上遇到一个陌生人，他可能是一个心地善良且性格平和的人，并愿意在我们需要时帮我们一把；遇到这种人的概率远大于遇到一个图谋伤害我们的人。

让我们仔细观察我们周围这个看起来渺小的"宏大世界"。

世界上的细菌

我们周遭的世界充满着用肉眼无法看到的生命存在形式：细菌、病毒、真菌、藻类和原生动物。所有这些生命存在形式，被称为微生物（microorganisms或microbes）。

这些微生物的栖居地多种多样，地域广袤：从南极洲的山顶到沸腾的温泉，从海水到地下，从我们呼吸的空气到植物根部，从动物的皮肤到器官。

微生物从方方面面影响着地球上每个生命体，它们为这些生命体提供维持生命活动所必需的元素（如氢、氧、碳、氮和硫）。以细菌的分解作用为例：如果没有细菌，整个世界就会充斥着腐烂的动植物尸体。只有细菌能够分解、转化失去生命的生物体内所有有用的元素，然后将其融入新的生命存在形式中。微生物还与植物协同工作，参与地球上大约一半的光合作用，为我们提供氧气，将我们从二氧化碳中解放出来。

　　整个微生物群落与动物和植物联系在一起，并各自签订了具有秘密友谊性质的"契约"，让彼此受益。我们自身就是一个例子：人体中微生物的数量远比人体细胞数量多得多，它们能帮助我们消化一些自身难以利用的化合物，产生维生素（如对促进血液正常凝固和骨骼强健至关重要的维生素K），确保免疫系统正常运转，对人体内有害物质进行解毒。微生物还具有其他很多功能，通过科学研究，我们会在将来一一知晓。

是朋友还是疾病的携带者？

　　尽管如此，很多人和马蒂尔德一样，内心深处隐藏着恐惧，免不了和她一样使用消毒香皂：当我们听到"微生物"这个词时，首先想到的是疾病。我们想到的可能是导致流感的病毒或导致食物中毒的细菌，甚至是艾滋病病毒或结核细菌。

　　事实上，大多数微生物不会致病。据估计，世界上现存的细菌中，只有不到1%能够致病。那么，为什么我们对整个微生物世界印象不佳呢？原因有很多，主要原因是历史因素。

　　微生物学是生物学的分支学科之一，研究的是微小生物的生命活动；其研究目的是找到决定人类疾病的因素。19世纪下半叶，微生物研究蓬勃发展，我们称之为"微生物学的黄金时代"，罗伯特·科赫、路易·巴斯德等杰出的科学家发现了导致炭疽病、肺结核、霍乱、淋病、破伤风和白喉等致命疾病的细菌。他们的有关研究的延续和发展使如今的我们拥有了一套由卫生措施、疫苗和药物组成的"武器库"，以预防和治疗上述这些疾病和其他许多由病毒、细菌引起的疾病。

但是很久以前，人们就已经观察到了明显无害的微生物。1676年，荷兰"光学显微镜之父"安东尼·范·列文虎克使用非常简陋的显微镜对他口腔内的一块黏膜进行研究分析，观察到其中有些极小的且流动性很强的生物。

但直到200多年后，法国微生物学家路易·巴斯德才再次证实这一观察结果。巴斯德通过对人体不同部位表皮的分析，提出这些微生物是否在生理上对我们的健康有实质影响的疑问。又过了几年，埃黎耶·梅契尼科夫揭示了乳酸菌与长寿的关系，德国妇科医生艾伯特·窦特兰提出了乳酸菌对预防女性阴道感染的重要性。从某种程度上说，许多年前，我们就已经发现并非所有的微生物都是病原体，有些微生物是人类的益友。

20世纪上半叶，科学界对微生物的研究有了里程碑式的突破，无菌动物模型诞生了。科学家在无菌环境中培育小鼠和鸡，让其出生、长大，以探索微生物群在生物体生长发育中的作用。研究发现，这些不幸的小鼠和鸡，因为所处环境中缺乏微生物，所以自身无法合成某些维生素（如维生素K、B族维生素）。它们肠道萎缩，小肠绒毛参差不齐、再生能力较差，免疫系统过弱，更容易受感染，而且成长过程中表现出各种行为障碍。这个实验为"有些微生物是人类益友"的论断提供了佐证。

这一实验证明了宿主-微生物群之间相互作用的机制在一个健康生物体中发挥了许多功能，引发了后续无数的研究。直至今日，这些研究的进展就好比在一幅巨大的马赛克图案上揭开了一小块，露出新的花纹。要了解现今科学界对这一领域有多感兴趣，我们只需要搜索一下迄今为止在科学期刊上发表的、标题中带有"微生物群"这一词的文献数量：自1956年来共有14 584篇，其中多达12 176篇（超过83%）发表于2013年至2020年。

森林中的动物，健康的微生物群

当我联想到住在森林里的动物时，脑海中会浮现出如松鼠或土拨鼠那样温顺、讨人喜爱的动物，也会出现如蛇或飞虫之类阴森恐怖、令人厌恶的身影。话虽如此，所有生活在森林中的动物，无论可爱与否，都是生态系统存在、发展和维持平衡必不可少的一部分。这就是我们所谓的"生态系统"，它是一个非常复杂的由各种生命存在形式构成的统一整体。

一个生态系统，为保持健康和稳定，必须具有高度的生物多样性。换言之，大量不同的生物物种有助于维持生态系统的健康，生态系统即使遭受外部的干扰（如森林遭遇火灾），也能够恢复其自身的稳定。不同的物种有些可以合作，而有些相互争斗，但无论如何它们都能使生态系统内部达到最佳的平衡状态。

我们的身体有着最精妙、最复杂的生态系统，超过100万亿的微生物住在这里，主要是细菌，也有病毒、真菌和被称为"原生动物"的小型单细胞生物，它们都对我们的健康非常重要。这些群落统称为微生物群，生活在身体的特定部位：皮肤、女性阴道、口腔、呼吸道和胃肠道。其中，肠道微生物群是最热门的研究方向。不仅因为多种病状都与肠道菌群的变化有关，还因为肠道菌群是由很多微生物组成的庞大社区，它能够根据我们生活方式的变化而改变，例如，当我们改变饮食结构或进行体育锻炼，肠道菌群就会有所变化。

细菌比人体细胞小得多，尽管细菌在数量上优势明显，但它们只占我们体重的一小部分。不过，肠道微生物群的总重可达2千克，包含至少1 000种不同的细菌，基因总数超过300万。而人体细胞的基因数量仅有大约21 000个。若将二者进行比较，就会发现人体内"人的部分"的基因数量和细胞数量都处于劣势。

若比较一个城市里所有居民体内的微生物群，就会发现居民体内约1/3的微生物是大家都有的，而剩下2/3的微生物是"个人所特有的"，这取决于个人的饮食方式、生活方式、年龄、健康状况，以及服药情况。

我们对人的个体差异早已司空见惯，也无法一劳永逸地定义哪些是"健康"的微生物群。正如前文中所说的森林中的动物一样，判断的标准非常复杂。但是，科学家们一致认为健康的微生物群通常是稳定的和多样的，生物多样性尤为突出。反之，一个微生物群在数量、种类上都很匮乏，那就属于菌群失调。这可能是接触毒素、药物和致病微生物所引起的，或饮食中膳食纤维含量低、动物脂肪和蛋白质含量高造成的。于是，这些微生物就成为整个社区的"主宰者"，彻底改变了与其他微生物的关系。

目前，科学家在以下这些不同的患者群体中都观察到了菌群失调的状况：患有肠易激综合征、肥胖症、2型糖尿病、乳糜泻、结直肠癌、焦虑症、抑郁症和孤独症谱系障碍的人群。如此看来，我们要想拥有更多好心情或更强大的抗压能力，就一定要与肠道微生物交朋友。

这远没有结束。微生物群影响着我们身体中许多机制的运行和发育：从免疫反应到炎症，以及与新陈代谢相关的一系列功能。

这一切要归功于一个特殊的双向信息交流系统："肠-脑轴"。这条"道路"有着太多的支路，有些支路自大脑进入肠道，有些支路从肠道至大脑。肠道、大脑、免疫系统、新陈代谢和细胞炎症之间有一个极为复杂且精密的通信网络。我们会在第5章专门讲解"肠-脑轴"的机制（从第37页开始）。

肠道菌群以什么为食？

消化道是一条非常长的、完整的管道，从口腔开始一直到肛门，其中，胃肠道是最重要的一部分。食物在口腔中经咀嚼后进入食道，然后抵达胃部。顺便说一下，吃饭时一定要细嚼慢咽，这样会令有益菌的工作轻松很多。胃里有胃酸，因此胃内的酸度很高，细菌相对较少。一个原因是，食物在胃部停留的时间很短，通过的速度快。因此，对微生物的生存繁衍来说，胃的营养环境比起消化道其他部分要差得多；另一个原因是，胃酸的酸性强，和纯柠檬汁差不多，只有那些适应pH值为2的环境的微生物才能存活下去，居住在胃里的细菌主要是乳酸菌和链球菌。

消化道一直延伸至小肠，小肠长约6米，直径仅为2.5厘米。然后是1.5米的大肠，由盲肠、结肠和直肠组成，容纳了大多数肠道菌种。

肠道细菌最喜欢的食物是膳食纤维。在第三部分开头（从第59页开始）我用了大量篇幅介绍它。膳食纤维是一种特殊的营养素，和碳水化合物不同，人体内的细胞无法从膳食纤维中汲取营养，肠道也无法消化并利用它。当微生物群中的细菌试图消化膳食纤维时，人体内会出现一个发酵过程，产生非常珍贵的短链脂肪酸，也就是SCFA（short-chain fatty acid）。绝大多数（95%~99%）短链脂肪酸能够被人体吸收，并为人体细胞所利用。

短链脂肪酸具有多种功能：通过调节炎症反应作用于免疫系统的细胞（这是连接微生物群、免疫系统和炎症的另一条"高速公路"）；调节肠黏膜的通透性以增强肠壁设置屏障的能力，以抵御食物中可能存在的有毒物质或致敏元素；抗癌；影响大脑功能运作。

事实上，这个影响大脑功能运作的机制与血脑屏障（BBB）密切相关：血脑屏障是人体内一道非常严格的"关卡"，将体循环与中枢神经系统的循环分开，筛选哪些分子可以通过，哪些分子得停下。而短链脂肪酸可以自由通行这个关卡，进而影响大脑。

如果膳食纤维稀缺，细菌就会转而求助于蛋白质，尽管蛋白质不是它们的首选。与膳食纤维不同，蛋白质刚到结肠就立刻被消化了，但它直到抵达远端结肠和直肠中才会被代谢，因此，肠道细菌产生的分子类型也深受影响。膳食纤维发酵产生的短链脂肪酸对人体非常宝贵，有助于维持身体的正常运转，保证肠道屏障功能高效运转。在远端结肠和直肠中，有许多废物，有些废物甚至对我们的细胞有害。这些废物来自人体消化、吸收蛋白质的衍生物，其中包括铵离子、硫醇、胺类、吲哚和酚类。所有这些物质一旦积累到一定程度，都可能有毒，甚至致癌。一些科学家推测，微生物群消化蛋白质、产生废物是导致肠道慢性疾病的一个诱因。

所有植物性食物都含有非常丰富的膳食纤维。这就是我们要多食用植物性食物而少食用动物性食物的原因。

人体内的"军队"—— 微生物群和感染

一说到感染，我们通常会想到两军对垒的画面：免疫系统代表正义的一方，为保护我们的细胞而战；而邪恶的敌人显然是破坏人体健康的入侵者。那么在这场战斗中，微生物群属于何方阵营呢？很幸运，微生物群属于正义的一方。它们是一支沉默的军队，誓死捍卫家园。

如果入侵者得逞，人体就会受损，同样，微生物群也会受到伤害。因此，微生物群会竭尽所能与入侵者抗争，产生一些使得微环境只对自身有利的特殊物质。此外，微生物群能直接与免疫系统细胞沟通交流，影响免疫细胞的活动，获取营养物质，产生对抗入侵者的毒素。

微生物群无声无息、不知疲倦地的战斗，每天24小时在我们的身体里发生。甚至在当下这一刻，我们如果将镜头对准肠道，就会看到许多抢夺地盘的小冲突。

有一个例子能说明微生物群在保护我们免受病原体侵害方面的重要性，那就是由单核细胞性李斯特菌引起的感染，也称为李斯特菌病。李斯特菌是导致食物中毒最常见的细菌之一：食用遭到污染的食物（通常是鱼、肉、生蔬菜和乳制品）会让这种细菌在消化系统中生长繁殖，导致我们腹泻、恶心、发热，严重情况下会引发脑炎、脑膜炎、自发性流产或早产。现已证实，如果没有微生物群的保护，李斯特菌感染会更加严重且频繁。研究发现，某些种类的乳酸菌能产生一种名为"细菌素"的毒素，这种毒素会阻碍李斯特菌在肠道定殖，从而使其对人体无害。我们会发现，在微生物群保护我们免受其他病原体侵害的过程中，还有很多类似的现象。例如，最近科学家发现霍乱病毒的毒性取决于一种毒素，而这恰好是霍乱病毒用以杀死人体微生物群的武器。许多病原体已经进化出选择性攻击的机制来对付微生物群中特定的细菌，这是另一个体现了我们体内这些"小客人"对我们健康重要性的例子。

说到李斯特菌，我想起一个非常有趣的食品卫生讲座，该讲座比较了两个不同的奶酪制品公司：一个公司使用传统工艺，将奶酪放在木板上，在地窖里熟成；另一个公司那应用先进的技术，非常重视卫生，工厂里到处是不锈钢和耐擦洗的台面。你们猜在哪个公司生产的奶酪中发现了李斯特菌？结果令人震惊！竟然在生产环境极度卫生的公司中发现了这种细菌，而在另一个公司那充满各种微生物的、臭气熏天的地窖中，李斯特菌毫无踪迹可寻。古老的奶酪地窖就如同健康的肠道，内部形成了一个富有张力的生态系统。奶酪地窖内丰富的花青素将病原体拒之门外，要知道花青素可是我们的朋友，入侵者的死对头。

培育微生物群

　　人在出生以后，个体的微生物群才会慢慢形成。近年来，在印度和芬兰展开的研究表明，孕妇的分娩方式能在很大程度上影响在新生儿黏膜上定殖的微生物群的类型。通过自然分娩出生的婴儿有相当丰富多样的微生物群落，如乳酸菌、双歧杆菌等很多种有益于健康的细菌，它们都源于母亲的阴道和盆腔；通过剖宫产出生的婴儿获得的菌群就不同于通过自然分娩出生的婴儿，这些菌群源于母亲的皮肤，会受到外部环境的影响。这也解释了为什么通过剖宫产出生的婴儿更容易被病原体感染：因为病原体可以在通过剖宫产出生的婴儿身上找到一块相对自由的领地，能够轻易占据有利地位，定殖于婴儿身体中，占据那些原本属于"共栖"微生物（对人类无害的其他微生物）的席位。一些对人体有益的共栖菌种（如双歧杆菌）在通过剖宫产出生的婴儿的肠道中定殖的速度很慢，观察发现，通过剖宫产出生的婴儿在出生6个月之后，体内双歧杆菌的数量仍然偏少。有一种假设认为，这种菌种定殖延迟现象在某种程度上与婴儿的出生环境有关，毕竟剖宫产手术需要在极端"干净"的无菌环境中进行。

　　说到"无菌"和"过度卫生"，类似的现象可能导致过敏性疾病和自身免疫病。因为健康、丰富的菌群会"教导"我们的免疫系统忍受一系列抗原，以避免它对完全无害的物质产生过激的免疫反应。

　　而过度卫生会适得其反，这体现在两个方面：一方面，过度卫生可能杀死对我们健康有益的微生物，这些有益微生物可以占据本会被病原体定殖的环境，不给"敌人"可乘之机；另一方面，过度卫生会消灭对免疫系统至关重要的微生物，它们能够"教导"免疫系统一边强硬地对抗病原体，一边不约束体内无害物质。

分娩后的母乳喂养是"塑造"微生物群的第二个因素。母乳中的许多成分具有益生元功效，能够为有益菌提供健康、丰富的食物。在母乳"成分表"上，我们发现排在第3位的是低聚糖。它和膳食纤维一样，无法被人体消化吸收。不过，这倒像是母亲故意为之，用来滋养孩子体内幼小的微生物群的。

孩子在3岁之前，肠道微生物群具有匪夷所思的可塑性，同时对外界的干扰非常敏感。若想孩子拥有一个健康、种类丰富的微生物群，这一成长期非常关键。滥用抗生素或饮食结构发生剧烈变化都有可能对菌群的成长产生负面影响。

所以，亲爱的妈妈们，我并没有在使用抗生素的问题上夸大其词。但是，每年冬天都给孩子吃4个疗程的抗生素 —— "因为孩子的耳朵和喉咙很脆弱，一旦他发热，我就会让他吃" —— 这样的行为毫无道理可言，这样的言辞更是无稽之谈。抗生素既不能治疗病毒性疾病（冬季的感染通常是病毒引起的，因此服用抗生素没有作用），更没有预防疾病的作用。盲目使用抗生素必然导致体内的微生物群更加脆弱、总量下降、种类更少。

如果孩子生病，妈妈的普遍做法是让儿科医生给孩子开抗生素。但如果是一到冬季就患病的孩子，妈妈就应认真思考，是否该改变家庭的饮食方式来提高孩子的免疫力。

孩子成年后，微生物群逐渐达到"动态平衡"：这意味着一般情况下，只要外界环境稳定，人的健康状况也平稳，人体内不同微生物的相对丰度不会改变。

影响成年人体内微生物群的因素有很多，最重要的就是遗传因素，不过环境因素也不可轻视，如药物的使用、饮食方式和生活方式。西式饮食多为精制加工食品，缺乏人体必需的营养元素（如膳食纤维），以高糖、高脂肪和高动物蛋白为特征。长期采用这种饮食方式会导致体内菌群失调。具体来说，西式饮食促进了厚壁菌门菌种的生长，使拟杆菌门菌种的数量减少。虽然它们的名字如此离奇，听起来像是奇幻小说里的东西，但实际上，厚壁菌门和拟杆菌门是两类非常重要的肠道细菌。除了西式饮食因素外，一些研究还发现，在患有肥胖症的情况下，人体内厚壁菌门和拟杆菌门的比例也会变化，厚壁菌门的数量会增加。该现象可能不仅仅是由肥胖症引起的。相反，这种现象与菌群的功能直接相关：若患有肥胖症，细菌就会变得更加"缺乏"，并通过强化小肠中的消化酶来发挥作用。众所周知，脂肪细胞负责储存脂肪，而小肠中的消化酶能够参与脂肪细胞储存脂肪的过程。

总结：本章的核心是对"肮脏"的赞美吗？为那些生活在"脏的环境"中、很少清洗的人辩解？当然不是。

适量原则在这里同样适用：

● 过度卫生的生活方式肯定会导致菌群种类和数量减少，增大患慢性病的风险，还可能导致患上前文中提到过的疾病。

● 同样可以肯定的是，古代人的主要死因是营养不良、不注重卫生。因此，即使在当代，保持清洁仍是生活中最基本的要求，但注意不要过度杀菌消毒。

我们应把无菌环境留给需要它的人（想想无菌手术室给现代医学带来的巨大进步）。简单来说，要正确地洗手，但不要洗手次数过于频繁。正确的洗手步骤如下。

提醒：仅在手上有明显污垢的时候才需要用肥皂和清水洗手；在其他情况下可以考虑使用含酒精的免洗洗手液！

如何正确洗手?

 整个洗手过程大约持续40~60秒

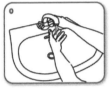

用水将手打湿

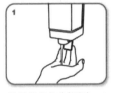

取适量肥皂（皂液），均匀涂抹在双手表面

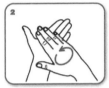

双手掌心相对，相互搓擦

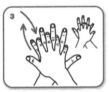

一只手的掌心放在另一只手的手背上，沿指缝相互搓擦

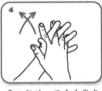

掌心相对，双手手指交叉、相互搓擦

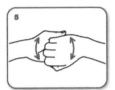

手指屈曲，掌指关节在另一只手的掌心用力旋转搓擦

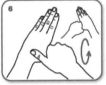

一只手握住另一只手的拇指旋转搓擦，双手交替进行

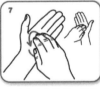

一只手五指并拢，指尖在另一只手的掌心搓擦，双手交替进行

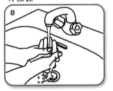

在流水下冲净双手

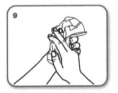

用一次性手巾擦干双手

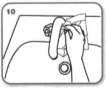

一只手隔着手巾关闭水龙头

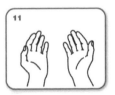

晾干后，双手就干净了

05 森林的中轴线、高速公路、小径
大脑、胃肠道系统和微生物群

最近，"肠-脑轴"成了热门词。"轴"一词能让人联想到一条笔直的道路，从肠道直通大脑，还能影响大脑功能。实际上，肠道和大脑之间的通路，并不只是一条简单的"轴"，而是一张由高速公路和其他各类道路交织而成的错综复杂的"交通网"。其中有一些蜿蜒曲折的"林中小径"，各种"车辆"穿行其间：有的上行至大脑，有的下行到肠道，还有些尚在途中"装卸货物"，或者在等"绿灯"。各条道路秩序井然，协同合作，帮助我们保持最佳的健康状况。

直到现代，人们才发现肠道和大脑之间的联通方式。19世纪末20世纪初，英国科学家贝利斯和斯塔林对消化系统功能的研究结果令人吃惊。彼时，他们正试图确定是哪条神经触发了肠道的"蠕动反射"。所谓的"蠕动反射"是蠕动波在肠道里推动食物前进，肠道受其刺激随之挛缩和舒张。他们通过研究发现，控制肠道蠕动波的并非某个特定的神经，而是一个复杂的神经微电路网。这张神经微电路网仿佛一个小型大脑，边自主工作边说："营养供应着实重要，就算上级没有下达输送营养的命令，也不能停止，所以我要自行获取营养。"后来，人们称这个"第二大脑"为肠神经系统（ENS），以区别于周围神经系统的其他部分。

"第二大脑"的发现打破了人们关于人体内只有一个大脑的传统认知。那么，问题随之而来，第一个问题就是：两个"大脑"之间如何交流？在对动物模型进行了50多年的研究之后，研究者发现大脑和胃肠道系统之间确实存在一张密集的通信网。我们可以将大脑和胃肠道系统比作两大城市，这张通信网涵盖了连接两大城市的不同道路：高速公路可实现迅速直达，保证信息高效交换；水路可在两地之间传递其他类型的信息；最后就是空中航线，能够实现短时间内从远处传递消息。

总而言之，"肠-脑轴"这个多元通信系统像一张复杂的网络，不仅涉及大脑和胃肠道的神经，肠道微生物群、内分泌系统和免疫系统的细胞也参与其中。

我们可以想象一个恢宏、庞杂的场景，其中参与者角色众多，形态各异：食物在肠道里蠕动；营养素分子透过肠壁发出信号；肠道菌群对食物做出反应，并向大脑和肠道分别发送信息；巨噬细胞和其他免疫细胞与微生物群协同合作，决定什么物质可以通过、什么物质禁止通行，面对不善的来客，立即召唤免疫系统的炎症哨兵来送客；神经通路一边接收来自大脑的信号，一边接收来自肠道的信号，并将其分门别类，传导至其他器官。

综上，"肠-脑轴"网络由以下3个沟通渠道组成。

❶ **神经纤维**。相距甚远的器官之间可以通过神经纤维进行直接快速的交流。大脑向肠道发送刺激信号，同时接收消化系统的感官信息。这条"高速公路"是迷走神经，是12对脑神经中的第10对。它始于大脑，途经心脏、消化系统、泌尿系统和性器官，路途漫长，由此构成了一张由

60 000条神经纤维组成的网络。

❷ **体内激素。**错综复杂的血管网络 —— 前文中提到的"水路" —— 贯穿我们的全身。携带信息的激素可以通过血液遍布全身，控制着人体基本功能，如对焦虑、压力做出反应，当然还能传递饱腹感、饥饿感或触发嗜甜的感觉，控制饮食行为和食欲大小。

❸ **产生细胞因子的免疫细胞。**这些细胞因子能够瞬间令人全身产生反应。肠道中有一个免疫细胞群，专门负责微生物群、肠道细胞和大脑之间的交流。

微生物群讲什么语言？

肠道微生物通过"肠-脑轴"网络的上述3种通信渠道（神经纤维、体内激素和免疫细胞）与中枢神经系统进行交流。

肠道微生物通过直接与免疫细胞、神经细胞相互作用，释放它们的代谢产物，比如短链脂肪酸。我们在"肠道菌群以什么为食？"（见第30页）中讨论过短链脂肪酸。这些分子看起来很普通，归根结底不过是醋中的醋酸、黄油中的丁酸或某些奶酪中的丙酸。不过，它们可以彻底改变胃肠道细胞的功能。正如我们所见，它们滋养和保护着肠黏膜上皮细胞，与黏膜上的免疫细胞交流、互动，并通过肠道屏障和血脑屏障进入大脑。此外，看似微不足道的营养素 —— 膳食纤维对人体健康非常重要的另一个原因是：膳食纤维在结肠中消化并转化为短链脂肪酸，而短链脂肪酸除了能滋养和保护肠道外，还有助于更好地调节免疫反应，并能直接与大脑交流。我们将在第8章中详细讨论。

那么，微生物群传递的信息会产生哪些具体影响？这些信息通过影响大脑、免疫系统和肠道的活动，使微生物群得以控制我们对压力的反应、焦虑和抑郁的程度、疼痛反应、饮食行为、食欲，以及许多其他至今尚未被证实的，诸如身体和精神方面潜在的功能。

其中，肠道菌群最神奇的干预机制之一是控制饥饿感和饱腹感。大多数影响饥饿感的分子是由肠道的内分泌细胞产生：在我们饱餐一顿后，这些细胞会产生不同类型的激素，如酪酪肽（一种胃肠道肽类激素），它们通过血液循环进入大脑，在那里与特定的受体结合，以产生饱腹感。如果所吃的食物富含膳食纤维，微生物群就会产生非常珍贵的短链脂肪酸。我们在前文中已经简述了短链脂肪酸对肠壁、免疫系统和大脑的作用。此外，它们能刺激内分泌细胞，使其产生更多的酪酪肽。因此，饱腹感持续的时间更长，我们吃得更少；而不仅仅是因为同等质量的食物膳食纤维体积更大，更容易填满我们的胃。

不仅如此，这个看似很小的微生物世界，影响着我们微妙复杂的心理状况。针对动物模型进行的几项研究的结果表明，体内缺乏微生物群的小鼠和昆虫的行为发生了改变，研究人员称之为"抑郁动物模型"。比如，样本中的小动物总是孤处，不主动探索外界；它们倾向于只与和自己有相似情况的同类进行互动、社交；此外，动物配偶的选择受到肠道细菌的强烈影响。

有一个特别有趣的例子：果蝇总是选择那些身上定殖着与自己身上相同的微生物群的果蝇作为性选择对象，因为它的微生物群能合成一种特定的信息素前体，吸引带有相同微生物群的动物进行交配。类似的机制也发生在鬣狗身上，细菌会影响气味分子的产生，而散发出的气味则是鬣狗吸引异性的信号。通过这种方式，微生物群"指引"其宿主选择配偶，为相似动物之间的互相选择创造优势。更深入地说，这种机制的次要效应就是微生物群能够影响其宿主的物种进化过程。那么，这种机制是否也适用于人类？目前，我们还不得而知，但我们可以假设，这些机制如果在其他哺乳动物和昆虫身上起作用，那也许同样适用于人类。谁知道呢，说不定几年后我们会用一个更加具体的术语来谈论胃部的感觉而非现在这样泛泛而谈，甚至会给一些决定我们意识和"自发"行为的细菌命名。

我们会在本书后面了解到，多吃全谷物、豆类、蔬菜和水果有助于体内的微生物群维持最佳的状态，以保障我们的身心健康，有助于长寿。个体保持健康也有利于整个物种的繁衍，不过，谁知道这种饮食方式会不会让我们更有吸引力……

血清素：一种物质，多种功能

血清素是人体内不可或缺的、难得的"复合型人才"：不仅控制着肠道蠕动、血小板聚集、骨骼发育、心脏功能，而且能调节免疫反应；作为褪黑素前体，有助于睡眠规律；另外，在中枢神经系统中，血清素充当着神经递质，控制着情绪、食欲、攻击行为和性行为以及痛觉敏感度。血清素如此优秀，它被发现了两次也就不足为奇了。第一个发现者是意大利学者维托里奥·埃尔斯巴美尔（Vittorio Erspamer）。20世纪30年代初，埃尔斯巴美尔在意大利帕维亚大学工作，从事分析从兔子、软体动物和青蛙的皮肤、肠道获取的某些物质的特性，研究这些动物的平滑肌的收缩情况。其中有种物质是由肠道的某些特定细胞产生的，因此，埃尔斯巴美尔将其命名为"肠胺"。接下来的20年里，他和其他科学家继续研究其特性，他们发现肠胺对心脏有影响，并且在唾液腺中也发现了这种物质。

1940年，在世界另一端的美国，一家名为克利夫兰的诊所里，欧文·佩奇正在研究高血压病，试图在血清中识别其病理的介质。然而，他发现有一种污染物干扰了他的实验。因此，他聘请了两位生物化学家莫里斯·拉波特（Maurice Rapport）和阿尔达·格林（Arda Green），试图分离出这种干扰物质。二人成功分离出这种物质，并将其命名为"血清素"（serotonin）。4年后，人们发现"肠胺"和"血清素"是同一种物质时，就弃用了"肠胺"一词，延用"血清素"至今。

我们体内的大部分血清素由肠道中一些被称为肠嗜铬细胞（胃肠道的内分泌细胞）的特殊细胞产生。这些细胞的排列形式使得它们可以接收化学和机械刺激，并通过产生血清素给予回应。当这个机制被激活时，肠道的平滑肌会以一种精确而有序的方式收缩，从而产生蠕动反射（在本章开头有详细论述）。接着，蠕动反射推动着肠道内的内容物"从上而下"，朝着直肠而去。肠嗜铬细胞会根据不同类型的刺激产生血清素：一些是机械刺激，例如食物通过肠道；另一些是微生物群产生的物质，例如短链脂肪酸（对，还是它们！）直接作用于肠嗜铬细胞以刺激血清素的产生。

微生物群与人体细胞的交流最有趣的特点是，发出血清素分泌信号的不是某种特定分子，而是肠道细菌产生的各种物质。因此，从这个角度上说，请记住本书后面会提到的关键词之一 —— **多样性**：我们吃的食物的种类越多，肠道内的细菌种类就越多，即生物多样性愈加明显，我们的身体就更健康，大脑就更聪明、愉悦。

虽然有超过90%的血清素是在肠道中产生的，但大脑也会合成少量血清素。在中枢神经系统中，每百万个神经元中只有一个能够产生血清素。这些神经元集中在大脑的特定位置，支配整个神经系统，调节人的行为和大脑的许多功能，我们的情绪、食欲和记忆都会受到其影响。正因如此，许多药物（如大多数常用的抗抑郁药、一些治疗偏头痛的药和许多治疗精神病的药物）都是通过靶向中枢神经系统中的血清素受体来发挥作用的。

寻找幸福

血清素能够控制人的情绪，给人带来幸福感，因此，大脑中产生的血清素也被称为"幸福分子"。这解释了为什么人们想方设法提高体内血清素的水平。

血清素的前体——在某种意义上也可以说是血清素的父亲——叫色氨酸，它是5种必需氨基酸之一。有人认为多吃富含色氨酸的食物可以改善我们的情绪。那么，如果我们大量进食富含色氨酸的奶酪和牛奶，我们的情绪会有所改善吗？现实并非那么简单，科学证据也不支持这种说法。因此，如果吃一小块奶酪能让我们感到开心，那真是太好了，但我们别指望这么做能提高大脑中血清素的水平。

大脑中血清素的长期调节依赖于更复杂的机制。例如，炎症会减少大脑中的血清素，基于情绪调节的心理治疗能够提高大脑中血清素水平。科学证据表明，心理治疗、冥想、产生简单愉快的想法以及想到美好的经历都可以刺激大脑中血清素的合成。因此，血清素水平和情绪之间似乎存在双向关系：血清素影响情绪，情绪影响人体合成血清素的能力。

另一种提高血清素水平的方法是晒太阳。研究结果表明，与一年中的其他时候相比，冬季人体内的血清素水平最低，即在冬季或在缺乏阳光的条件下，更容易频繁出现焦虑和抑郁，甚至有恶化的可能——想一想，如果生活在北欧地区的人长时间处于黑暗中会发生什么？这些研究数据有相关的临床证据，我们会在第27章中再次讨论这个话题。

还有一种提高血清素水平的方法是体育锻炼。锻炼量为多少以及如何锻炼才能取得成效呢？关于这方面的研究很少，但这些少量的研究结果可以表明，以"习以为常"（既不过于剧烈，又不过于温和，个人认为适合自己）的方式进行的有氧运动有助于对抗焦虑和抑郁情绪。

因此，当我们轻快散步时，请注意调整脚步和呼吸。

如果我们能在树林里散步，那就更好了：科学研究结果表明，在布满高大树木的树林里散步有助于缓解焦虑和压力。研究人员称之为"森林浴"。因此，当我们漫步在森林中时要全身心投入其中，充分体验和感受"森林浴"，应保持"我要好好欣赏，闻一闻自然的味道，深呼吸"的心态，而不是"伙计，在这儿，你不能打电话！"的心态。我们会在第28章中深入探讨锻炼的问题。

但是，仅提高血清素水平真的就能让人变得快乐吗？其实不然。把获得快乐、幸福和积极的生活态度归因于单个因素的想法有些自以为是，因为幸福可能是多方面因素共同作用的结果。科学界不断讨论、重新定义着决定人类心理健康的所有因素，并把它们描述得愈发详尽。一切有益于我们的身体的，包括食物，对我们的情绪和大脑都有好处。

至于神经生物学领域，相关证据表明人为了获得快乐，体内与精神压力相关的化学信号和与积极情绪相关的化学信号之间的"天平"必须向后者倾斜。皮质醇是人体内主要的压力介质，它是触发"逃跑还是战斗"反应的关键物质。当危险迫近时，皮质醇能挽救人的生命。然而，当我们长期处于压力中时，身体会稳定地产生过量的皮质醇，从而导致我们的大脑长时间进行与焦虑和抑郁有关的变化，这个变化也可以说是人体的一种警觉状态。

如果说这个"天平"的这一端是"消极"的介质皮质醇，那么，它的另一端则是"积极"的介质，例如血清素、多巴胺和催产素。多巴胺能够使人产生快乐、满足感和愉悦感等，而催产素也被称为"爱的激素"，因为它能促进母子依恋关系的建立，引发母亲的哺乳行为，维系良好的伴侣关系，增强群体凝聚力。

因此，在神经生物学层面上，决定幸福的"天平"倾向于"积极"介质，而非"消极"介质。好消息是，为了帮助我们的身体合成"积极"介质，培养积极情绪，我们可以在餐桌上做很多事情；但在详细了解如何做之前，不妨停下来倾听乔瓦尼说了些什么。

从上到下，从下到上
抑郁症、焦虑症、炎症和微生物群

乔瓦尼是我多年前的一位患者，现在他来给你们讲述抑郁症到底是怎么回事。

"刚开始我并不清楚自己身上到底发生了什么：我感到疲惫，有点乏力，就像得了流感一样。接着，我想到了成千上万种可能造成这种情况的原因，例如工作压力大、家庭成员不断争吵、睡眠不规律等。

接下来的日子，这种疲惫感一点点地增加、不断累积，我从早上开始就发现自己很虚弱。我会感到很难过，悲伤仿佛某个亲人去世一般，但实际上什么也没有发生。我的脑子似乎变得迟钝了，至少老了30岁：思绪混乱，注意力无法集中，记忆力衰退。我去药店里购买补品，因为我以为是秋天到了，身体要准备冬眠了，希望补品可以帮我恢复精力。但补品显然对我不起作用，它们就和普通的水一样。

无论如何，我都无法正常睡觉：我想睡觉，但睡眠质量不好，晚上无数次醒来，痛苦不堪，烦躁不安。早上五点就醒了，毫无睡意。

食欲更不用说了：毫无胃口可言。我只能强迫自己吃点东西，因为如果任由这种情况持续下去，我从哪里获取能量？但这也只是徒劳罢了。性欲和食欲一样，也几乎消失殆尽。对于性，我只能把它想象为难以应对的挑战。

我想要靠饮酒助眠，但早上醒来一切如前，痛苦和焦虑从未放过我，甚至变本加厉、与日俱增、深入骨髓、持续发作。我怕做错事情，怕我一事无成、虚度此生。每天脑袋中充斥着无数无用且痛苦的念头，我回想起过去的事情，有些错似乎已经铸成，有些事我应该做却没有做，我为此感到内疚。

我难以描述这种精神上的痛苦。这种感觉来时悄无声息，但痛得撕心裂肺。你感到自己处于黑暗世界中，甚至无法想象何谓光明。

你会认为自己唯一能做的事就是躺在床上度日，但躺在床上时，你会一直反思和思考，依然无法摆脱痛苦和折磨。你回想过去所做的傻事，你再也没有信心和勇气去面对未来。甚至家人也让你觉得厌烦，他们看着无比糟糕的你，说："快！振作起来反击啊！"但这只会让你更痛苦。

我承认，在这种状态下，我有时会产生自杀的念头，希望结束这痛苦。我无法继续工作，具体来说，我甚至无法正常读报。我成了所有人的负担。我还能为这个世界做些什么？

只有我最好的朋友法比奥给了我希望，他告诉我治疗抑郁症就像治疗肺炎一样：休息、保持平静、服用对症的药物。

所以，我现在在这里，告诉你我康复了。"

乔瓦尼对抑郁症直观的描述胜过几千篇科学论文。他告诉我们，患上抑郁症意味着身体、精神和情感的每一寸都深受折磨，"即使医生说这病没什么值得担心的"。幸运的是，通过正确的抗抑郁治疗，在几个月后，乔瓦尼就完全恢复了身心健康。康复之后，乔瓦尼头脑灵活，思维敏锐。于是，他向我提出了一个被他称为"存在命题"的问题："为什么几千年来，像我这样的人没有灭绝？毕竟，根据自然选择法则，一个被抑郁症搞得筋疲力尽、连续在床上躺了好几个月的人，在进化上已经毫无优势可言。"

"我就像得了重感冒一样。"

有趣的患者行为[①]进化假说可以消解乔瓦尼的疑惑。

每一个生物在感受到自己具有被感染的风险时，都会激活自我防御系统，这个系统表面上看起来没什么作用，但绝对有利于物种进化。

- "我是否正处在一个可怕病毒的潜伏期？我需要休息一下，试着凝神聚力，竭尽所能抵抗它。"
- "我的家人会被我传染吗？我居家隔离，并尽量避免和家人接触，小心谨慎，看起来像个懦夫。"

患者行为出现的原因是什么？不是直接感染了病毒，而是我们体内由于各种外因产生的免疫反应。

在免疫系统过度反应的人体内，可能只需一小片细菌的细胞壁，就能引发包括大脑在内的整个身体的过度防御和过激反应。例如，脂多糖（LPS）能够通过肠道屏障，进入血液循环，从而引起身体强烈的免疫反应。从生物学角度上看，患者行为出现的同时，存在炎症指标增加（如C反应蛋白的水平）的现象，更具体地说，是大脑和身体其他部分中的促炎性细胞因子会增加。

———————————————

① 患者行为：患者对异常的精神或躯体信号做出的行为反应。

人类的抑郁症发病机制当然比患者行为的产生机制更加复杂。但在研究抑郁症发病机制后，我们拥有了更多预防焦虑和抑郁的手段，或者优化一些在病理学上已经确定的病症的传统疗法。

在探讨所谓的"**抑郁症的神经炎**"这一假说的机制之前，让我们以一种更系统的方式来看看乔瓦尼告诉我们的抑郁症的一些症状。

什么是抑郁症？

世界上约有3.5亿人正在受到抑郁症的折磨。患者数量如此庞大，相当于意大利、西班牙、法国、德国、荷兰、瑞士和英国居民数量的总和。抑郁症也被认为是世界范围内的首要致残原因。

这些数据足以让那些认为"无知源于不了解"的人沉默，例如阿尔多、乔瓦尼和贾科莫直到现在仍然认为抑郁症是意志薄弱、性格软弱、姑息忍让导致的。所幸，随着世界各地关于正确认知抑郁症工作的普及，现在大多数人认识到抑郁症是一种真正的疾病，涉及整个身体，而不仅仅是心理层面。

实际上，抑郁症并不是现代人特有的疾病。抑郁症由来已久，是一种非常古老的疾病，我们可以在大约2 500年前的文献中找到它的踪迹。早在公元前400年之前，希波克拉底已经在其著作中提到一种"忧郁状态"，该状态由黑胆汁分泌过多引起（在古希腊语中"melancolia"的意思正是"黑胆汁"，英语意为"忧郁"）。胆汁质是4种"胆汁质"之一。希波克拉底观察到多血质、胆汁质、黏液质和抑郁质，这4种体液会导致一系列情绪，包括恐惧和悲伤。然而，"抑郁症"一词直到19世纪才首次出现，它表示一种极度沮丧、绝望和不安的状态。

如今，确诊抑郁症须参照一系列临床特征，不强调某一个特定的病因

（如"黑胆汁"水平异常）。换句话说，抑郁症的诊断应遵循专家制订的一套特殊且不断更新的方法，这套方法使得区分典型抑郁症（医学上称之为"重度抑郁症"）和其他形式的抑郁症成为可能。

回想一下乔瓦尼的叙述，重度抑郁症最常见的两个症状是感到悲伤和对日常活动失去乐趣、兴趣，身体和心理上的其他表现往往与这两个症状有关。

因此，抑郁症的症状被分为以下4大类。

• **与情感相关的症状**：苦闷、内疚、内心空虚、绝望、焦虑、对日常活动失去兴趣、优柔寡断。

• **与认知相关的症状**：健忘，无法集中注意力，持续出现消极的想法，自卑，对未来态度消极，严重的甚至会产生幻觉或自杀念头。

• **与行为相关的症状**：所有日常活动逐渐减少，社交减少，甚至与世隔绝、封闭孤立。

• **与身体相关的症状**：慢性疲劳，头痛，弥漫性疼痛，胃肠功能紊乱，睡眠觉醒节律紊乱，食欲减退，运动迟缓，欲望减少，性欲下降。

大多数人在一生中的特定时期都会出现其中某些症状，但抑郁症患者在每天的大部分时间里都饱受这些症状的折磨，无论他们生活中遇到的事情是积极的，还是消极的。

无论如何，只有医生才能确诊你是否患有抑郁症。不要自我诊断，因为自我诊断可能导致你低估实际上已经很严重的问题，或者夸大对待生活琐事的正常情绪反应。

"我为什么会患上抑郁症？"

抑郁症的病因是什么？这是患者和患者家属最关心的问题之一。这很重要，我们必须了解：就像现代的大多数身心疾病一样，抑郁症是一种多因素疾病。因此，我们在思考病因的时候，要全面地分析和考量。

一般而言，影响抑郁症发展的3个主要因素是基因、性格和环境。例如，对家人间的抑郁症研究表明，抑郁症具有一定的遗传性，但是，科学家还没有确定与之相关的具体基因。其他因素与个人人格特征有关，如性格、应变能力、复原力（即内化情感创伤且不留"伤痕"的能力）等。最后，环境因素指对自身不利的社会经济条件和主要压力来源，如亲人离世、恋爱失败和遭受虐待。尤其要注意，许多证据表明压力就是抑郁症的诱因之一。

总而言之，在尝试寻找令我们饱受折磨的"罪魁祸首"时，我们不能归咎于单一的病因：人的性格。我们应该把抑郁症看作是和糖尿病、高血压病等一样的慢性病：人的基因和外部环境相互作用、共同参与才会导致抑郁症。一方面，各种变量的参与可能使我们困惑，导致我们草草得出"我们永远没法弄清楚"的结论；但另一方面，我们可以根据这些变量和影响因素制订出很多有用的策略，改变生活的各个方面以改善一些影响因素，从而改善我们的健康状况。

如何治疗抑郁症

2018年，意大利药品管理局（AIFA）发布的一份报告显示，2015～2017年，意大利每1 000人平均每天要服用约40剂抗抑郁药物。

这意味着平均每25人（包括儿童）中就有1人正在接受抗抑郁药物治疗。2018年意大利国家药品使用监测中心公布的报告（OsMed/2018）显示，89名每天服用治疗中枢神经系统疾病药物的患者中，有40名服用的是抗抑郁药物，这些数字令人印象深刻。

抑郁症的治疗方法多种多样，不仅有药物治疗，而且还有心理治疗和所谓的"时间疗法"（见第27章）。

医生会结合患者的症状、个体特征和病理学特点，制订最合适的治疗方案。

无论如何，我们须将那些晦暗的时日抛之脑后！在那些日子里，当你说"我正在服用精神类药物"时就像在说"我将成为一具僵尸"，更糟糕的是，其他人会觉得你成了一个"再也无法摆脱精神类药物的瘾君子"。精神类药物和其他药物一样，既有疗效也有副作用 —— 即使是阿司匹林也可能致病！必须谨遵医嘱（如服用剂量、服用方式和服药时间）服药。

治疗焦虑症、抑郁症最常用的药物是通过提高某些神经递质的可用性来作用于神经传导的。神经递质是一种分散在身体不同部位的小信号分子，在大脑和肠道里，它们的身影处处可见，它们为细胞之间的交流提供服务。

神经递质是如何工作的？为什么它们是许多抗抑郁药的作用靶点？为了理解它的神奇功能，我们有必要先退一步，观察神经元之间的交流到底是如何发生的。

举个例子，当一个信息要从大脑向外围传递，真正的"接力"就开始了，信息从一个神经元被传递到另一个神经元，最终被传递至目的地。这场"接力"的参与者有两个：电信号和化学信号。电信号传输速度非常快，能将信息从单个神经细胞的一端传递至另一端。事实上，这些信号的最大传输距离相当远，甚至能达到1米；同时，信号传递要求传输系统运行速度很快，最高可达每小时400千米以上。

仅有电信号是不够的，为了将信息从一个神经元传递到另一个神经元，化学信号（即神经递质）也参与其中。这些信号从在神经元之间的空隙中移动的"小袋子"—— 囊泡中释放出来。一旦到达目的地，神经递质就会通过与神经元质膜受体结合来发挥作用，从而激活并开启电信号，使神经元进行"接力"，将信息传递到目的地。

神经递质被释放后，会立即被发射神经元再摄取或被特定的酶降解。

迄今为止，科学家已经确定了100多种神经递质，但是，大多数神经传输始于8种分子：肾上腺素、乙酰胆碱、多巴胺、γ-氨基丁酸（GABA）、谷氨酸、组胺、去甲肾上腺素和血清素。

最常用的抗抑郁药物作用于上述神经递质中的3种：血清素、去甲肾上腺素和多巴胺。这些抗抑郁药的作用机制是阻断人体对这3种神经递质的再摄取或降解。这种阻断作用会导致这些神经递质在大脑的某些部位积聚，尤其是在传递"接力棒"的位置，使信息冲击更加有力和强烈。

结核病、抗抑郁药和变革

虽然抑郁症是一种非常古老的疾病，但是抗抑郁药物直到现代才问世。与很多其他科研成果的问世如出一辙，第一种抗抑郁药物的问世纯属偶然。1952年，肺结核肆虐，夺去了数百万人的生命，在探索肺结核有效疗法的过程中，研究人员意外发现了抗抑郁药物。

在美国纽约市的史泰登岛上，有一家疗养院，名为海景医院。当时院内正在进行有关肺结核的试验，检测一系列肼类药物的有效性。其中包括异烟肼，它是当时最强大的抗结核药物之一，至今该药物仍被用于治疗结核病；然而异丙烟肼对结核病没那么有效。尽管如此，异丙烟肼还是引起了一些研究人员的兴趣，因为它具有一个非常特殊的副作用：大多数服用异丙烟肼的患者会处于一种兴奋状态，主要表现为情绪高涨、食欲增加、活力提升、睡眠质量提高、社交能力增强，在某些情况下甚至表现出精神运动性兴奋、性欲亢进和精神错乱。受试者称，他们服药后最常做的事情是在疗养院的走廊上跳舞。研究人员将这种对大脑有特殊作用的药物命名为"抗抑郁药"。

研究人员很快意识到他们发现了一种中枢神经系统兴奋剂。1957年，这种药物被成功应用于慢性抑郁症患者，而这种病在当时几乎无法治愈。这种药物虽疗效很好，但因为副作用过大，例如对肝脏、肾脏有毒性，可能造成脑出血和高血压，所以它只适用于少数特定患者，医生仅给那些最严重的抑郁症患者开处方。

具有划时代意义的事件发生于20世纪80年代末，一种名为"5-羟色胺选择性重摄取抑制剂"（SSRI）的新型药物被投放到市场上。与市场上的其他药物相比，SSRI具有更好的耐受性，它疗效显著且副作用小，能使更多患者受益，尽管患者数仍然是少数。从社会层面上看，疗效更好的SSRI的出现是一个重要的转折点，这意味着精神疾病不再是绝症，越来越多的患者可以摆脱困境、摒弃沉默，开诚布公地谈论这个先前不敢谈及的疾病。在这一社会变革出现时，SSRI的销售额居高不下；在随后超过15年的时间里，SSRI一直位居欧美国家市场上药物购买量的前10位。

抑郁症：它真的只存在于大脑中吗？

在SSRI巨大的社会影响力和经济影响力的推动下，早期有关抑郁症分子层面原因的理论将矛头指向了血清素，推测在抑郁症患者的大脑中，血清素这种神经递质的水平过低。实际上，这一理论过于简单了，它很快就被证明是有缺陷的：它无法解释为什么大部分患者使用SSRI没有效果，也不能解释为什么必须在连续服药至少两周后才能逐渐看到效果，更没办法解释为什么一些原本没有抑郁症的健康的人，在服用促炎性药物后竟然出现了抑郁症状，甚至仅患有炎症综合征的患者身上也出现了抑郁症状（如类风湿性关节炎患者出现了抑郁倾向）。

在近年来科学家提出的各种理论中，最能解释截至目前所获得的所有实验结果的是**神经炎症假说**。该假说认为，抑郁症是由大脑和身体各个系统的慢性炎症状态引发的。

当人受伤或有陌生的物质侵入人体时，人体会发出警报或立刻进入应激状态，产生细胞因子，触发典型的炎症反应，具体表现为：红，受影响的区域颜色变红；热，受影响的区域温度升高；痛，受影响的区域疼痛；肿，受影响的区域肿胀。

急性炎症反应发生得非常迅速，且目的性强：消除伤害性刺激，修复损伤，从而使人体恢复如初。然而，当炎症反应一直存在时，例如，因为触发它的刺激一直存在，炎症状态就会持续下去变成慢性，细胞因子随着时间推移而持续增加，对人体的各个系统造成伤害。例如，压力激素皮质醇水平升高，引发恶性循环，最终结果就是持续地加剧炎症。

一些动物模型研究结果表明，慢性炎症会阻断血清素合成的生化途径，降低大脑中血清素的可用性。为了解炎症出现在大脑的状况，让我们想象自己身处一个小工厂：工人正在用相同的材料生产用途不同的皮革制品，如包、鞋子、靴子和步枪护套。如果此时战争爆发了，即使不是发生在工厂附近，工厂也会响起警报，生产重心将转向靴子和步枪护套；一段时间后，所有的士兵都会拥有靴子和步枪护套，但鞋子和包此时会开始稀缺。

发炎的大脑中上演着同样的剧情：人体内的色氨酸是"生产线"上的中间构件，能够生产好几种物质，包括血清素。原本用来合成血清素的色氨酸被用来生产其他物质（主要是炎症反应的介质），因此色氨酸可用性降低，导致人情绪低落、身体孱弱、睡眠质量下降。

慢性炎症带来的另一个影响是神经元损失。一方面，炎症细胞因子可以直接诱发一些神经元的死亡；另一方面，它们会阻碍神经元的再生。

说回"肠-脑轴"，炎症细胞因子会对肠道造成伤害。在肠道中，它们会增加肠壁的通透性，引发"肠漏"，使肠道像破旧的水管一样"滴水"。慢性炎症会破坏肠黏膜的完整性，让更多的毒素和细菌通过肠壁进入血液循环，进而引发恶性循环，使炎症加剧。

有趣的是，西式饮食习惯也与"肠漏"有关。西式饮食中饱和脂肪酸和精制糖含量高，而膳食纤维含量低，会使人体内缺乏健康的微生物群。因此，如同拼图中的另一块，它使肠道、免疫系统和大脑以一种不可分割、精密协作的方式联系起来。

因此，神经炎症假说解释了抑郁症患者的许多症状：悲伤、失眠和丧失欲望，这些症状可能与血清素水平降低有关；注意力不集中、健忘等认知障碍，可能由神经元再生能力下降引起；胃肠道症状，由肠道通透性增加引起。

幸运的是，我们有机会帮助自己。采用合理的饮食方式和健康的生活方式，能够帮助我们改善这些症状。

微生物群在焦虑症和抑郁症中的作用

研究人员通过首个临床观察试验，发现相当大比例的抑郁症患者同时患有胃肠道疾病。因此，他们提出了微生物群和心理健康相关的假设，并展开实验室研究。

早期的实验以小鼠为研究对象，分析微生物群、焦虑和抑郁之间的关系。健康小鼠和我们一样，体内也有丰富多样的微生物群，因此可以推测小鼠体内微生物群具有与人类体内微生物群相似的功能。当这些小鼠长期遭受较大的精神压力，一样会变得焦虑、抑郁。

在第4章中，我们了解了所谓的"无菌小鼠"，即在无菌环境中出生和长大的小鼠。与正常小鼠相比，体内缺少正常的微生物群是无菌小鼠的特征之一。研究人员发现，这些小鼠从出生开始就更容易受到压力的影响，任何轻微的外界刺激都会令它们紧张万分。无菌小鼠的另一个特征是神经元再生能力非常弱，这与抑郁症患者的情况一致。所有这些在临床试验中观察到的现象都证实了微生物群与抑郁症的各种典型病因有很大关系。最近，在中国开展的研究为这幅拼图嵌上新的一块，研究结果表明抑郁症患者的微生物群与健康人的完全不同。当"抑郁"的微生物群被移植到"无菌小鼠"体内时，无菌小鼠也开始出现抑郁症状。这首次证明了抑郁症患者体内的微生物群的变化并非抑郁症的后果，而很可能是抑郁症的病因之一。

在发现抑郁症患者的微生物群与健康人的微生物群不同后，许多研究人员思考是否有可能通过使抑郁症患者的微生物群恢复正常来改善症状。但是，要证实这个假设非常困难。毕竟，正如我们所见，定义正常的微生物群并非易事：没有一个固定的公式能确定"健康的微生物群"；即便真的存在公式，但要在患者体内重建这种特定的微生物群也非常困难。其实，和所有生态系统一样，微生物群是不断变化的，不同的人以及同一个人在生命的不同阶段，体内的微生物群都不尽相同。

尽管如此，研究人员还是发现并确定了一些有益菌。例如，一些口服益生菌对改善焦虑和对压力的反应有积极影响。确定的一种乳酸菌名为瑞士乳杆菌，它存在于瑞士奶酪和许多发酵乳中；另一种是双歧杆菌，名为长双歧杆菌，它是新生儿肠道中最早的"访客"之一，当婴儿吮吸母乳时，它就定殖在婴儿体内了。研究结果显示，短期内服用这些益生菌能够改善受试者的情绪，缓解焦虑。

这项研究还有一个特别有意思的地方，其结果不仅来自受试者的自我评估（例如，以0～100分的分值范围为"我感到悲伤"或"我感到焦虑"等进行自测打分），还来自受试者体内某种分子的水平：研究人员检测了受试者尿液中的皮质醇含量，发现服用益生菌的受试者尿液中的皮质醇含量比服用前有所下降，这表明控制人体对压力的反应的生化途径发生了切实的变化。

服用益生菌能缓解焦虑和压力，但不限于此：另一项针对抑郁症患者的研究表明，在不考虑副作用的情况下，服用益生菌可以改善抑郁症的症状。益生菌的"抗抑郁"功效可以这么解释：益生菌增强了肠道屏障功能，促进了短链脂肪酸（总是它们！）的合成，从而使"肠黏膜更完整→炎症变少→抑郁症状减轻→压力激素水平降低→肠道更健康"的良性循环。

那么，我们能否想象未来医生用一小瓶益生菌来治疗焦虑症和抑郁症？这样的场景仍属科幻，至少目前如此。我们不知道未来能否取得这样的成果，甚至不知道这是否是我们的目标。然而，关于益生菌和微生物群的研究已经提供了非常有价值的参考，让我们了解了哪些菌株对心理和生理健康最有益，更重要的是，我们知道了改善我们的饮食方式和生活方式的最佳方法。

正如我们在接下来的章节中会看到的，没有必要彻底调整餐桌上的食物，或花重金购买益生菌补剂。只需要在日常生活中做一些简单的事，来滋养、重塑微生物群，使其继续同我们并肩作战，成为我们一生的盟友。记住，虽然是小事，但必须每天都要做！

第三部分　让我们上一桌益于大脑的好菜

07 进入厨房之前：CQCQ
4个字母决定良好开端

CQCQ，这4个字母连读起来类似于"噗奇噗奇[1]"或者"咪啾咪啾[2]"这样的叠词。你们可能联想到母亲对孩子的称呼或者恋人为彼此取的昵称。

这4个字母并非充满诗意的天马行空、随心而发之作，实际上，它们有着实际且具体的含义，几乎可以涵盖所有有益于心情愉悦和健康长寿的饮食法的内容。"CQCQ"由4个意大利单词的首字母组成，代表着4个意大利最基本的饮食概念，即"吃什么"（Cosa）、"吃多少"（Quanto）、"怎么吃"（Come）以及"何时吃"（Quando）。

---

[1] 原文为意大利文：pucci pucci.

[2] 原文为意大利文：micio micio.

吃什么?

"吃什么"是接下来要讲的重点内容。说得更明白些,我们要明确吃什么样的食物能最好地给我们的大脑补充能量、调节情绪。

"哈佛健康饮食餐"是目前人们认可度最高的健康营养饮食。它以现代的方式简洁、完美地诠释了祖辈流传下来的地中海饮食法。我们将详细探讨其中可能要调整的部分,以保证实现食物价值的最大化,使其产生**"精神益生菌**[①]**效应"**,并将这种效应发挥至极致。

什么是"精神益生菌效应"?就好比说"人是靠精神益生菌养活的"。事实上,它是科学文献中的新术语,2013年首次出现在爱尔兰两位研究人员泰德·迪南(Ted Dinan)和约翰·克莱恩(John Cryan)的文献中,表示"活性微生物对精神疾病患者的有益作用"。

我们将从健康的饮食开始,为大家提供全面的饮食建议,以增强每天餐桌上食物的"精神益生菌"效应。

首先,我们将踏上探索之旅,在膳食纤维的奇妙世界中识别出微生物朋友偏爱的膳食纤维,这些膳食纤维也是大脑和好心情的朋友。然后,我们将去拜访3种大脑必需且对大脑有益的食物,并把这些食物纳入日常菜单。

经验告诉我们:我们没有必要每天都把这13种食物吃个遍。不过,由于每种食物的膳食纤维含量略有差异,为了最大限度地发挥膳食纤维"精神益生菌"的作用,我们有必要多样化饮食,保证每周都摄入这13

[①] 精神益生菌(psychobiotics)是爱尔兰研究人员泰德·迪南(Ted Dinan)等人在2013年提出的概念,一般是指在适量食用后,通过与肠道细菌的相互作用来促进精神(心理)健康的活性微生物。

种食物。

另外，自制力的训练非常重要：嘴里含一小口水，保持心情平静，默念"我一定要吃下它们！"。一次次地练习，我们一定可以大获全胜！

13种食物如下。

❶ 深绿色蔬菜（甜菜根、菠菜等）。

❷ 十字花科蔬菜（甘蓝、花椰菜等）。

❸ 百合科蔬菜（洋葱、韭菜等）。

❹ 淀粉含量较低的根茎类蔬菜（胡萝卜、菊芋等）。

❺ 其他蔬菜。

❻ 菌菇类蔬菜。

❼ 全谷物（全麦面食、糙米等）。

❽ 豆类（豌豆、扁豆、鹰嘴豆等）。

❾ 水果（尤其是浆果）。

❿ 优质脂肪来源（特级初榨橄榄油、坚果、油料作物等）。

⓫ 水和其他对人体有益的液体（茶、浸剂等）。

⓬ 发酵食品（酸奶、泡菜等）。

⓭ 香料和香草。

吃多少？

你们会发现，如果大幅提高每日膳食纤维的摄入量，那就没有必要确定每种食物的食用量。

当然，我会为你们提供一些参考数据。大家可以根据体重变化、身体状况和精神状况来调整食物的食用量。

时刻铭记"饭吃八分饱"。具体来说，你要在吃撑之前放下筷子。

怎么吃？

我们通常很少关注如何吃饭：一人食还是聚餐？随便找个地儿吃饭还是精心挑选饭馆？狼吞虎咽还是细嚼慢咽？

细嚼慢咽是最明确的饮食建议，但却是人们最易忽视、不被践行的。我们总是告诫自己慢点儿吃饭，但现实中更多的情况是"为了按时完成工作，我可以坐在电脑前边两口吞下一个三明治"。

提到电脑，我想讲一讲用餐环境的重要性。吃饭时不应该看电视或对着各种电子设备的屏幕；布置家里的厨房也很重要，例如有些食物应该摆在显眼的位置，而有些食物应该放在柜子里。

何时吃？

"什么时候吃饭"这一话题在当下特别火爆。科学界正对此展开大量的研究。这个话题本身就值得深入探讨。

不过，我们没有必要花太多时间在理论层面上。我们可以一起来看用餐时段人体内每个细胞（包括微生物群）的生物钟是如何工作的。规律的用餐时间能让消化系统更高效，这样一来大脑能更有效地吸收营养物质，从而降低人体内的炎症水平。摄入的能量也是如此，干净卫生的用餐环境能让我们心情愉悦，有助于我们保持健康身材，这绝对是有百利而无一害的事。

如今，我们已经准备好了！从膳食纤维世界出发，把13种优质食物加入购物车！

先说膳食纤维
菌群的好朋友，好心情的伙伴

几个月前，我在编写本书的过程中看到了一本大部头（超过700页），一本名为《人体营养膳食纤维手册》的书。

一本超过700页的书从始至终都在讲膳食纤维？就好像在读一本七百页全关于厨房抹布的书，我简直不敢相信！

不过，我被那本书的前言深深吸引。前言撰写得科学、严谨，自然，我对后面的内容产生了极大的兴趣。于是我将它收入囊中，阅读了一些章节，而这些章节中的部分内容在本书中也有所体现。

一个未知的世界向我敞开了大门，让我能够理解为什么有些食物对大脑来说十分健康而有些食物则不然，甚至有可能危害大脑。

让我们从一个个小问题开始："我们每天排便都要依赖膳食纤维吗？"

答案是肯定的。而且，膳食纤维的功能远不止于此。

再问问自己："可溶性膳食纤维对微生物朋友有益，那么，可溶性膳食纤维对大脑和好心情也都有益吗？"

你们早已知晓这个问题的答案。不过，膳食纤维还有很多益处等着被我们发现。

我们不妨从头开始，问自己一个最基本的问题：什么是膳食纤维？

与动物世界中有壳或有骨架的生物不同，植物需要非常结实且灵活的身体结构才能向上生长。

这就是为什么膳食纤维是植物界特有的。同时，膳食纤维非常适合用来改善许多现代慢性病（包括抑郁症）的症状。不如就以此为由，让我们欢乐地享受蔬菜和全麦食品！

从化学角度分析，膳食纤维是由长链或极长链碳水化合物组成的物质。但是，与蔗糖或淀粉不同，膳食纤维的分子链不能被消化酶"切割"。

由于在小肠内无法被消化，这些膳食纤维会完整地到达结肠。在那里，它们各司其职。那么，膳食纤维有哪些类型呢？

膳食纤维有两种类型：不溶性膳食纤维和可溶性膳食纤维。

纸、纸板和木材：不溶性膳食纤维

不溶性膳食纤维主要包括纤维素、半纤维素、木质素等，存在于木材、纸和纸板中。它们不会以任何形式被人体消化，但它们仍然有益于人体健康：它们可以吸收水分，从而增加粪便量，促进排便，降低中毒的风险。从长远来看，它们亦能预防有可能诱发消化系统肿瘤的细胞损伤。

实际上，不溶性膳食纤维可作为所有潜在有毒物质的天然稀释剂；一般而言，它们会被人们当作富含动物蛋白的食物的配菜，两者搭配。因此，我建议：如果没有混合沙拉和花椰菜作为搭配，就不要吃烧烤了！

顺便提醒大家，膳食纤维虽然可以稀释潜在的有毒物质，但它们也会冲淡我们所吃食物的味道。

我们想象一下，不溶性膳食纤维会出现在哪里呢？处境好些的，在纸或纸板里；处境差些的，在锯末或木头里。因此，这种膳食纤维虽然一直陪着我们，但我们内心深处对含有它们的全麦谷物和蔬菜可能并无好感。我们想一想，不论厨艺多么高超，烹调的纸板味道都不会好，更糟糕的是，它们还会盖过其他食物的味道。

在下文中，我会用大篇幅介绍人体必需的13种食物。通过学习一些购物和烹饪小技巧，我们能更容易地获得富含不溶性膳食纤维的食物，更愉快地享用它们。

一个装满钻石的纸箱

前文中我们提到不溶性膳食纤维虽然难吃，却有独特价值：它们能够稀释体内的废物，加快食物通过消化道的速度，同时携带着种类繁多的植物化学物质，比如分子大小不一的抗氧化剂、抗衰老成分和带来好心情的微生物群等。植物性食物恰恰就富含不溶性膳食纤维。

不溶性膳食纤维进入结肠后，在和其他食物残渣一起变成大量可流动的粪便之前，它们会释放出大量植物化学物质。这些物质都有助于滋养局部的结肠细胞，还能够增强身体其他部位的抗氧化能力。

说到"流动"一词，请你多加注意！现在市面上最常见的含有不溶性膳食纤维的食物就是麸皮。一些是纯麸皮，而更多的是添加麸皮的食品。我建议你们尽可能地少食用这类食品。原因有二：一是就其加工工序而言，这类食品中缺少胚芽 —— 在加工过程中，不溶性膳食纤维中天然的植物化学物质被破坏了；二是这类食品口感干涩，让人难以下咽，常常会刺激肠胃，引发胃肠炎。

因此，要吃那些含有麸质的天然食物，例如全麦谷物和全麦面粉。购买面粉时，你们一定要看看包装袋上的标签：标签上会写明是"全麦麸皮"还是"全麦面粉"（最好是有机的），而那些标签上只写着"面粉"和"麸皮"的就可以忽略了，因为那些标签上写着"面粉"和"麸皮"上的食物全是添加了干燥并磨碎的麸皮的精制白面粉，缺少全谷物含有的必需脂肪酸、维生素和具有抗氧化作用的植物化学物质。

我们在前文中还讲到了排便情况。为了你们的身心健康，最新科学指南建议排便的频率为一天一次，最长不超过两天一次。如果你们想改善自身的排便情况，不妨试一试健康又美味的甜菜根。你们可以参考下面的食谱。

甜菜根趣味实验

这个食谱源于一个研究食物通过肠道的时间的实验。该实验不具有严格的学术意义，在这里仅供参考。

实验的主角是甜菜根，甜菜根所具有的显眼的紫色可以用来"标记"粪便，因此，我们就能计算出从吃下甜菜根，到在马桶中发现紫色所需的时间。

当然，最后马桶中的紫色和甜菜根的紫色一定存在微妙的差别。

烹饪甜菜根的时候，要掌握好火候和时间，可以加点儿香料，这样做出的菜口感宜人、味道正好。接下来，我们转战至厨房。

❶ 准备好大而干净的案板、锋利的菜刀、一次性手套（你如果不想双手染上紫色，那就戴上手套）。

❷ 将烤箱预热至200℃。

❸ 取两个中等大小的甜菜根，用清水冲洗干净，晾干。用刀切

除底部长长的根茎和上端带叶子的茎秆。不过，如果叶子没有枯萎，就不要丢掉，可以把它煮着吃。理想的做法是边煮甜菜根叶子边烤甜菜根，这样你们就能吃到两份蔬菜。

❹ 用烤箱纸（如铝箔纸）把甜菜根一棵一棵包起来，密封好（这样一来，蒸汽就会留在蔬菜里，蔬菜就会甜美多汁、入口即化）。

❺ 把甜菜根放在预热至200℃的烤箱中，再烤制1小时以上（如果甜菜根太大，也可以烤制2小时）。用一根牙签或者烤肉扦子扎入甜菜根，如果能轻松扎入，即可关火。

❻ 从烤箱中取出甜菜根，静置至温热。接着，戴上一次性手套，除去甜菜根的表皮（如果徒手不容易操作，可以用刀剔除）。

❼ 把去皮的甜菜根切成厚度不超过0.5厘米的薄片，把薄片放在盘中（聚餐时可以选用白色盘子，这样能够凸显甜菜根的颜色）。

❽ 摆盘的时候，淋几滴红酒醋或米醋（根据个人口味适量添加，我更喜欢米醋），撒一小撮盐，然后淋上大量特级初榨橄榄油提味。

❾ 放置10分钟，使各种调味料和食物的香气充分混合，这样甜菜根的味道会更棒。

❿ 你们如果想让甜菜根的香气更丰富，可以加一小撮香菜。用研钵捣碎后，撒在甜菜根上即可。

除了让你们了解肠胃是如何工作的，美味的甜菜根还是各种植物化学物质的宝库，含有矿物盐、叶酸及重要的抗氧化剂 —— 花青素，还能带给你们好心情。此外，它含有果胶、棉子糖和其他可溶性膳食纤维，有益于你们肠道内的益生菌发挥功能。

"煮熟的甜菜根要放入透明保鲜袋保存吗？"你们可千万不要尝试把甜菜根装入保鲜袋里，因为烹饪过的甜菜根很容易腐坏。（没有任何一种蔬菜像甜菜根这么容易腐坏）。

凝胶、黏液、各种奶油状膏体：可溶性膳食纤维

还有一类膳食纤维，是可溶性膳食纤维，对我们的健康也大有裨益：它是"精神益生菌疗法"的武器库，滋养着带给我们好心情的益生菌。

从生物化学的角度上看，可溶性膳食纤维种类繁多：植物黏液，果胶（如从甜菜根和苹果中提取的果胶），有机酸（如葡萄中的酒石酸），低聚糖（如果实中的低聚果糖和牛奶中的低聚半乳糖），β-葡聚糖（来自大麦、燕麦和斯佩尔特小麦①），抗性淀粉，菊粉（可以在菊苣、洋蓟和菊芋中找到）。总的来说，可溶性膳食纤维是一种无法被人体直接消化的有机物质，不过，双歧杆菌和其他给我们带来好心情的肠道细菌能够享用这份美味。更准确地说，可溶性膳食纤维能和这些细菌一起发酵。

可溶性膳食纤维对我们的身体和大脑有何益处呢？我们可以跟着它们，从口腔到结肠一探究竟，看看它们到底有多聪明。

①　斯佩尔特小麦富含植物蛋白和多种维生素，其中脂肪酸和矿物质的含量均高于其他作物，是当之无愧的"作物之王"。

口腔：多喝水，溶解它们

可溶性膳食纤维对口腔很友好，含有可溶性膳食纤维的食物在遇水后会变得柔和绵密，像奶油一般在口腔中化开，带给味蕾极致的享受。同时，含有可溶性膳食纤维的食物能使我们更容易获得饱腹感。有了这样的天然增稠剂，我们自然会少吃添加人工增稠剂的垃圾食品。

说到水，一条极为重要的建议是：不论是可溶性膳食纤维还是不溶性膳食纤维，要想其效用最大化，都要用水充分地溶解它们。我们一定要多喝水，否则可能引起肠道阻塞和便秘。尽管前文中提到过膳食纤维很有助于排便，但前提是正确地食用它们。

我们要铭记这条建议。为了强化记忆，我们可以试着做下面这个奇妙实验。

奇妙实验

取1茶匙亚麻籽（亚麻籽是令我们拥有好心情的友好食物），用咖啡研磨机将其碾碎（不要加热，否则其中珍贵的Ω-3脂肪酸就会氧化、消失）。把研磨好的亚麻籽碎含在嘴里，想象自己在咀嚼白砂糖，用唾液完全浸润它。

这个实验有以下几点需要说明。

● 亚麻籽含有丰富的抗氧化剂 —— 多酚，因而它吃起来有一种令人难以下咽的苦味。

● 亚麻籽富含可溶性膳食纤维，而唾液中仅有少量水分，两者混合会带给我们一种"舌头发麻，无法分泌唾液"的奇妙感觉。

不过，我们不用担心：多喝一点水或其他饮料，可溶性膳食纤维就会吸水膨胀，光滑得像肥皂一样，轻松地滑入食道。

　　可溶性膳食纤维遇水增稠，这种现象在厨房里随处可见：在早餐粥里加入1茶匙磨碎的亚麻籽，我们就会得到一碗超级黏稠、绵密的"冷布丁"。如果是燕麦片，采用同样的操作，增稠效果会更加明显，因为燕麦富含另一种被称为β-葡聚糖的可溶性膳食纤维。你们任意找一份早餐食谱，按此方法做出来，肯定比"奇妙实验"中的餐品好吃得多。

　　综上所述，对于食用富含可溶性膳食纤维和普通膳食纤维的食物，正确做法是：用大量的水浸润它们。如果苦味太浓，可以用甜食（如3～4颗葡萄干）来中和。

胃和小肠：可溶性膳食纤维的减速器效应

　　现在，我们已经知道如何正确食用可溶性膳食纤维了。膳食纤维遇水膨胀，产生水合反应，然后顺利地滑入胃部和小肠，与食物混合成糊状。

　　这团食物糊对人体的益处在哪里呢？一方面能够减缓人体对碳水化合物的吸收，保障血糖水平稳定；另一方面能减少人体对胆固醇的吸收。

　　这样，我们的血管会更加干净，我们饭后也会很少打瞌睡，饱腹感持久。这些对我们的健康都很重要，但对我们的心情影响不大。对大脑而言，最重要的消化过程发生在结肠之中。

结肠：双歧杆菌的快乐

　　食物糊到达小肠的时候，食物糊里面的可溶性膳食纤维已经变成了一种非常有用的完全惰性物质，既不能被人体消化又不能被人体吸收。

　　但是，可溶性膳食纤维一旦进入大肠，就会受到来自双歧杆菌、乳酸杆菌和所有其他肠道细菌的欢迎：它们欢呼雀跃，唱着喜庆的歌曲。保守地说，可溶性膳食纤维是对我们身体最友好的益生菌最喜欢吃的食物。这些益生菌不仅能减缓焦虑、压力，调控情绪，还能够维护肠壁的完整，提高免疫系统的运作效率，降低体内炎症水平。

这种外表平平无奇，有点像果冻的营养物质，怎么会有如此神奇的效果呢？有以下两个主要原因。

• 正如我们所见，在结肠中菌群的作用下，不溶性膳食纤维可以释放抗氧化剂和一些其他物质。这些物质比钻石还珍贵，只存在于植物世界中，它们总是附着在纤维上。

• 可溶性膳食纤维当然不甘落后，在结肠菌群的辅助下发酵后，可溶性膳食纤维也释放出同样珍贵的短链脂肪酸（如乙酸、丁酸和丙酸），我在前文中说过多次。

我们对短链脂肪酸已有所了解，不过，在这里，我还是有必要强调一下：短链脂肪酸是结肠细胞最喜欢的营养物质。非常薄的结肠上皮细胞充当着阻隔肠内物质和血液循环的"壁垒"，同时它们为肠道、免疫系统和大脑的沟通交流传递基本信号。

通过以下3个例子，我们来看看肠道、免疫系统和大脑是如何自下而上保持基本沟通交流的。

❶ 短链脂肪酸通过胃肠激素向大脑发出信号："我们吃饱了，不再需要其他食物了！"这样一来，我们有了饱腹感，就不会再摄入其他食物了，长此以往身材也会变得更苗条。

❷ 短链脂肪酸向免疫系统发射信号，让其保持冷静，减少炎症细胞因子的产生，减缓与抑郁症和压力密切相关的慢性炎症现象。

❸ 短链脂肪酸作为大脑的信使，既能直接通过血脑屏障，又能间接通过迷走神经。

短链脂肪酸会对大脑说什么呢？它会说"你要保持冷静，振奋精神，不用过分警惕"或者"你分泌一点儿脑源性神经营养因子吧！"。脑源性神经营养因子是一种小分子蛋白质，不仅能够更好地调节情绪，还能够促进新的神经元和突触的生长、分化。因此，摄入膳食纤维不仅可以让我们保持好心情，还可以提高我们的注意力、专注度和记忆力。

益生元补剂：有用吗？

你们中有人会问："这么大一碗蔬菜汤啊！我就不能像平常一样吃饭，然后喝一汤匙溶于水的膳食纤维补剂么？它们同样是膳食纤维，不是吗？"

现有的科学数据告诉我们：膳食纤维补剂确实不会对人体造成伤害；相反，它们对一些人的新陈代谢和肠道运输是有好处的。不过，对益生菌造成的最终影响，也就是对我们心情造成的最终影响，其实是与各种各样的膳食纤维、植物化学物质和其他极为复杂的微量营养素有关的。

因此，正确的做法是：把每天花在社交网络上的20分钟转而花在准备美味的蔬菜上。我向你们保证，如果你们做到这一点，你们的社交生活必定也会得到改善。

让我们用一个可以令你在清晨神清气爽的健康早餐食谱作为本章的结尾，以便不辜负你们对可溶性膳食纤维的热情和期待，这也使本章的实用性得以完美体现。（这份健康早餐就是隔夜麦片粥，它富含可溶性膳食纤维、优质脂肪和天然抗氧化剂——植物多酚。）

对大脑来说，隔夜麦片粥是一个真正能让大脑得到放松、充电的"涡轮"。

隔夜麦片粥：享用双歧杆菌的乐趣

准备30克隔夜麦片即可；如果你们早上要进行体力活动，可以准备50克。选用纯的粗麦片，即不含糖和其他添加剂的麦片。我最喜欢的是燕麦和荞麦。当然，普通小麦、大麦和期佩尔特小麦也是可以的。

把麦片放在一个大碗中，加入50毫升开菲尔酸奶或者其他发酵牛奶（用原味酸奶效果也很好），再加一点水至没过麦片，待麦片膨胀。如果你们不吃动物制品，可以用100毫升植物奶（杏仁奶、燕麦奶或者大豆奶）来替代。加满满1茶匙亚麻籽，1汤匙碎坚果（核桃、榛子、杏仁、松子或者开心果），1茶匙葡萄干，2汤匙浆果（蓝莓是我的最爱。如果你们喜欢的浆果不应季，水果干也可以，只放1汤匙即可）。如果你们口味偏甜，就加1汤匙低糖果酱。如果觉得还不够浓，你们可以加1汤匙可可粉或肉桂粉。如果过于浓稠，就加点水。全部操作完成后，放入冰箱冷藏一夜。

第二天早上，打开冰箱，取出麦片碗，将其置于室温下。

最后，在吃之前，放一点儿新鲜水果块（建议保留着果皮，如果选用的是有机水果；去皮的也可以，果肉同样富含膳食纤维），然后把麦片和水果块搅拌均匀。

慢慢享用隔夜麦片粥。你们会发现，越嚼越甜。

隔夜麦片粥通常是温暖时节的美食。

你们如果想在冬天品尝它，记得要将它做得热气腾腾。起床后，立即把所有的食材准备好，然后用小火加热，在煮沸前关火、静置。然后就可以准备享受温热的麦片粥了。

来点儿膳食纤维，灵魂开始翱翔
需要多少膳食纤维，何时需要膳食纤维，何时不需要

我们通过前文可知，膳食纤维可以给身体和心情带来很多好处。

下文中提供了一些实用的饮食指南，指导我们更好地进行日常选择，让我们尊重肚子的意愿，保持健康。

需要多少膳食纤维？

《意大利居民营养素和能量参考摄入量》（以下简称LARN）指出，成人和儿童的膳食纤维需求量不同。

• **成人：每摄入1 000千卡的食物，需含12.6～16.7克膳食纤维，平均每天需摄入25克膳食纤维。** LARN建议成人每天至少摄入25克膳食纤维，即使每天摄入的总能量低于2 000千卡。

• **处在发育期的孩子，即成长中的儿童和青少年：每摄入1 000千卡**

的食物，需含8.4克膳食纤维。

就膳食纤维而言，成人应多吃些，发育中的儿童、青少年应少吃些，这其中的差异至关重要。孩子的肠道尚未发育成熟，还不足以完全消化并发酵膳食纤维，更重要的是，膳食纤维会阻碍珍贵的矿物质（如钙、铁、锌）的吸收。

如果是成人，就应该大量摄入膳食纤维；如果超重或患上典型的慢性病，如焦虑症、抑郁症、心血管疾病、2型糖尿病、癌症、神经退行性变性疾病，也应如此。而如果是儿童或青少年，或者体重太轻（想想神经性厌食症和营养不良等情况），就应谨慎地摄入膳食纤维，因为摄入过多的膳食纤维会导致胃痛，甚至会导致我们体内缺少珍贵的矿物质。

参考下面这个食谱做出的食物，不仅能满足身体健康的成人的需求，还适合孩子的肠道和虚弱的人的肠道。

鹰嘴豆泥与定量的膳食纤维，让大人和小孩都高兴

按照食谱做出的分量可供2人食用。

取300克煮熟的鹰嘴豆（也可以用鹰嘴豆罐头，冲净、沥干即可），倒入已经安装中孔过滤网的家用绞菜机。

家用绞菜机是一个神奇的工具，常用于制作婴儿辅食或番茄酱，你们祖父母的厨房里肯定少不了它。如果你们家里没有，可以去商店购买，每台大约140元。

一只手转动曲柄，另一只手紧紧握住绞菜机（这一过程还能使肩部肌肉和胸部得到锻炼），将过筛后的鹰嘴豆泥放在备好的碗中。

不要扔掉滤出来的物质——它们可以用来给蔬菜泥增稠或丰富肉丸面糊的口感，这对成人的肠道和肠道菌群再好不过了。

将鹰嘴豆泥、半瓣焯过的大蒜、2汤匙芝麻酱和1汤匙特级初榨橄榄油搅拌均匀，挤入半个柠檬的汁。如果太稠，可以加一点儿水（最好是煮鹰嘴豆的水），根据个人口味加盐（推荐用细盐，咸味更重，用量更少）。

然后将其倒在碗中，用喜欢的食材（如欧芹碎、甜椒粉、黑芝麻、刺山柑）做装饰。一般来说，装饰性食材不要超过两种：为了取悦味觉和大脑，需要种类少但鲜明的味道。

拌入切好的蔬菜（胡萝卜、芹菜、茴香、小片菊芋等），或将其撒在烤过的全麦面包片上。

获得快乐心情需要多少膳食纤维？

为了让肠道朋友保持激情和活力，让快乐的信号充满我们的头脑，我们可以豪爽地摄入膳食纤维，超过LARN的推荐量也没关系。我们每天可以放心地摄入40～50克膳食纤维，并且牢记两个关键词：数量和种类。

最后，需要注意的是：**你们如果患有肠易激综合征或炎性肠病（如克罗恩病或溃疡性结肠炎），就应该非常谨慎地摄入少量膳食纤维。**你们可以同医生讨论这个问题，他们会告诉你们如何以正确、渐进的方式让你们的身体重新习惯膳食纤维，避免腹部膨胀得像个气球。

让我们重新逐步学习

想象一下，一个多年来吃惯了具有负面影响的西式饮食（大量的精制谷物、动物脂肪、动物蛋白、加工食品，少量的蔬菜和水果）方式的人的体内拥有怎样的微生物群？如果我们参观他的肠道，就会发现大量不友好的细菌，这些贪恋单糖、饱和脂肪酸和腐败蛋白质的细菌不知道该如何处理膳食纤维。

如果一开始就将"一卡车"膳食纤维送入这样的肠道，会发生什么？微生物群将手足无措，源源不断地产气，这些气体在肠道里窜来窜去，就像在跳肚皮舞。

因此，如果你意识到自身状态和上述情况完全或部分相符，那么读完这本书后，不要心血来潮，骤然颠覆你原先的饮食习惯。构建富含膳食纤维的饮食结构需要循序渐进，每天多摄取1~2汤匙即可，最初可以选择嚼起来没那么硬的食物，如煮熟的绿叶蔬菜，这些绿叶蔬菜包括菠菜、苋菜、油菜等。

如果你真的无所适从，这里有一个压箱底的方法，就是每天在食物中加1~2汤匙菊粉，这可是益生菌最喜欢的终极膳食纤维。

菊粉，直接通关

菊粉是一种功能卓越的益生元，也是许多科学研究的主要对象，存在于多种植物中。菊粉在本质上是果糖聚合物，是一条果糖分子链，以无法被人体内的酶消化的方式结合在一起。

不过，菊粉能被友好细菌消化，是双歧杆菌特别喜欢的食物。菊粉不仅可以提高粪便的酸度和减少病原体，还能被益生菌发酵，生成著名的短链脂肪酸。短链脂肪酸在前文中被提到了很多次，它是肠道屏障和大脑的朋友，能给人带来好心情。

如果你还是对选择何种膳食纤维来丰富菜肴这件事情毫无头绪，那么可以从下面13种食物中选择，它们按菊粉含量从高到低排列。它们和快乐心情的餐桌上不可或缺的食物都是13种。显而易见，快乐饮食会带来好运气!

1 菊芋

2 洋蓟

3 菊苣

4 小扁豆

5 芦笋

6 四季豆

7 洋葱

8 大蒜

9 韭葱

10 香蕉

11 甜菜根

12 西蓝花

13 茴香

低发漫饮食，仅适用于非常敏感的肠道

由前文可知，菊粉是一种人体无法消化的果糖聚合物。在最近流行的一种饮食方法中，菊粉被禁止食用。这种饮食方法被称为低发漫饮食法，"发漫（FODMAP）"是由可发酵的（Fermentable）低聚糖（Oligosaccharides）、双糖（Disaccharides）、单糖（Monosaccharides）和（And）多元醇（Polyalcohols）的英文单词首字母连接在一起组成的，简单地说，低发漫食物是某些类型的碳水化合物—— 食物中的糖、淀粉和膳食纤维。

发漫食物实际上包括含有大量可溶性膳食纤维的食物，这些食物对我们体内的友好细菌非常友善。那么，从饮食中剔除它们有意义吗？

当然有意义。如果你患有肠易激综合征且肠道菌群失调，正如我之前所说的，这就需要重新培养你的肠道菌群。

不过，如果你的肠道"训练有素"，而且你想利用珍贵的益生元创造"快乐心情"效应，那么，低发漫饮食法就毫无价值了。

接下来，我将用13种有益于身心的食物装满你们的购物车。你们如果对此感到不适，不妨先去探索自己肠道气体的世界。

10 心情随着屁味飞翔
肠道气体现象学

在我帮助患者改变饮食习惯的过程中，总会聊起"如何避免放屁"这一话题。起初患者会羞于启齿，但最终会用各种不同的词汇向我描述自身情况并寻求建议。例如，文雅的人使用"肠胃胀气"，医学研究人员自我诊断为"腹中积气"，有甚者用拟声词模拟气体排出时的声音，还有人具体地抱怨"我妻子忍受不了我放屁而睡在另一个房间"。

从生物化学层面看放屁现象

要修正有关"屁"的错误认知，你们必须知晓它的一个鲜明的特点：与肠道细菌的生化类型直接相关。显然，这个话题不适合在餐桌上讨论。

有些屁可以说是"清白的"，而另一些屁被医生叫作"攻击性气体"，它们的味道令人无法忍受，也反映出肠胃健康状况欠佳。让我们看一些具体的细节，让我们知道如何满足胃口，调节肠胃状态。

❶ 当肠道菌群失调时，会导致胀气。此时，肠道里充满了腐败细菌，使你们痛苦不堪。

腐败菌无益于我们的健康，它们在精制碳水化合物、动物脂肪和动物蛋白含量过剩的食物中茁壮成长，并产生各种有毒物质：硫化氢、甲烷（可作为汽车燃料）、硫醇、生物胺（如腐胺、尸胺和其他声名狼藉的胺类）。

这种低压气体，即使只有一缕飘入你们的鼻腔，也绝对会令你们十分反感的。最重要的是，这种臭屁是肠道菌群失调的征兆，是好心情的宿敌。

❷ "清白的屁"来自友好发酵细菌的工作过程。它们在完全适应膳食纤维前，会产生大量二氧化碳，而肠壁没有足够的时间来重新吸收这些气体。"清白的屁"在本质上是二氧化碳，是高压气体但几乎没有气味。释放这种气体就仿佛打开一瓶含气矿泉水。

只有当你们过度食用荚果（就是所谓的"新大陆"的荚果，它们在美洲被发现，然后传入欧洲）或者富含硫化物的蔬菜（大蒜、洋葱、芦笋等）时，你们才可能在空气中闻到一丝硫化氢的气味。若想避免产生这种气味，只需控制这些食物的食用量。我将在下一章讲到正确摄入量，而这些不同食物，我们将分别在相关章中详细阐述。

因此，如果属于第一种情况，你们就需要重新审视并调整原先的饮食方式。如果属于第二种情况，你们只要执行后面我将提出的具体改进步骤即可。

烹饪技巧，最好的防空手段

我们如果摄入大量膳食纤维，肚子中就会有不受欢迎的气体。除了耐心培养友好细菌外，你们还可以做以下5件事，以减轻不适感。

这些都只是简单的应对之策，我将在后面的章节中讨论获得快乐心情的策略。

❶ 适当烹调

全谷物和豆类等食材应该煮好后食用。"煮好"意味着要有足够的浸泡时间（我建议用清水浸泡，不要用苏打水，因为小苏打有让你们摄入过量钠元素的风险）和恰当的烹饪时间。为了节省时间并获得珍贵的营养素，你们可以使用高压锅，不要陷入害怕高压锅"爆炸"的恐惧中，其实，豆类用高压锅烹饪最为妥当。对豆类和很多蔬菜来说，即使只在沸水中略微焯一下，其中的纤维素也会软化，从而变得更容易被消化。

❷ 适当切分

大块蔬菜到达结肠时可能仍未被完全消化。因此，最好将蔬菜切得细碎些。如果你们的肠胃过度敏感，就把它们磨碎，并与其他食物混合食用。"一口"的量取决于你们嘴巴的大小，把菜切得和放松时的嘴巴一样小，而非像鳄鱼张开的嘴巴那样的尺寸。

❸ 循序渐进、适量

对豆类，循序渐进地引入饮食尤为重要。如果原本不喜食豆类，一开始可以每周一次在米饭或汤中加1～2汤匙煮熟的豆类。慢慢地，每周增加一次，总量增加1～2汤匙，直到添加豆类的频次为每天一次。到这个时候，我们才能增加单次的豆类食用量。

这种循序渐进的过程也适用于全谷物和蔬菜：不要一开始就吃一整份的量，可以从半份开始，优先选择煮熟或焯过水的，避免吃生的。

至于数量，千万不要因为有人告诉你们蔬菜对身体有益而肆无忌惮地吃蔬菜，你们的肠道容量有限，所以一碗或半盘蔬菜就足够了，需要注意的是，碗里或盘里要盛满五颜六色的应季蔬菜。你们将在后面了解到，蔬菜的种类远比数量重要得多。

❹ 咀嚼

瑜伽教练和长寿老人建议我们进餐时充分咀嚼食物："身体健康的人每口食物应咀嚼50次；患有肠道疾病的人，每口食物应咀嚼200次。"但我建议你们避免这种过度咀嚼行为，因为这很容易让你们放弃新的饮食方式。不过，偶尔尝试一下也未尝不可，特别是在吃新食物的时候，应至少咀嚼30秒。充分咀嚼能让你们更好地感受食物味道的变化，体会其中微妙的差异。

当然没有人喜欢边吃饭边计时，为了避免咀嚼演变成强迫性和不自发的行为，我将在第29章中告诉那些超级贪吃的患者一个技巧。他们需要一个小陀螺，它非常实用，价格还不到7元，你们可以在网上购买到它。

❺ 注意香料和香草的使用

几乎所有香料都具有抗发酵和抗腐烂的特性，可以说它们是臭味的死敌。

你们可以在菜肴中添加少量香料和香草，一点就好，否则它的味道会盖过菜肴本身的味道。如果是新鲜的香草，最好生吃；如果是干香料，最好煮熟后食用。如果你们喜爱食物本身的味道，可以用煮香料的水泡茶或制成汤剂服下。例如，在一升沸水中加几粒丁香、一小块八角或一汤匙茴香籽，煮沸后用来泡茶或冷却后直接饮用。

我最近读到一本非常有趣的关于"精神益生菌"的书，书中的论断非常契合我的观点。那本书的作者是一位记者和两位经验丰富的医学研究员，他们共同讨论了有关这个时代的2型糖尿病和其他典型慢性疾病的问题，并对这些问题进行了非常有力的论述，指出富含膳食纤维的饮食对人体非常有益，那一丁点儿弊端（"你们吃富含膳食纤维的食物时，体内那些产生气体的有益菌会茁壮成长。这可能导致胀气，但只要有足够耐心，随着时间的推移，一切会越来越好。放屁会引来笑声，但糖尿病可不是个笑话。") 甚至可以忽略不计。

就让我们用一首精彩的民歌道别。民歌虽然是用方言唱的，不过，这并不会妨碍任何人理解它的内涵。

有一天，我在林荫道上散步。

谁料，我的肚子鼓胀起来。

新鲜的蚕豆令我不适，

一个屁即将出世。

我想把自己从这团浊气中解救出来，悄无声息。

我想把它偷偷释放，

无奈身后行人匆匆，

它越膨胀，

我越痛苦。

我开始忧心忡忡。

它正在高声抗议，

似在声嘶力竭地叫嚷：

"放我出来，你还等什么……"

这是什么磨难？

我为何要遭受如此的痛苦？

我不能让路人知我放屁，

那将十分难堪，有辱斯文。

一位路人向我走来：

"请问，去植物广场怎么走？"

"从这儿直走，那是后门。"

说时迟，那时快，

屁放出来了。

噼里啪啦，

呜噜哇啦，

响屁组合爆炸，

效果堪比吹喇叭。

楼上一个女人说：

"快把雨伞撑开，外面在打雷啦！

听声音来势汹汹，把井盖也抬起来吧！"

营养师的笔记

❶ 这首民歌中提到的新鲜蚕豆富含非常珍贵的可溶性膳食纤维、叶酸和B族维生素，但这些膳食纤维坚硬，不太容易被消化；因此，最好将蚕豆煮熟。

❷ 为了避免这首民歌中的"响屁组合爆炸"状况出现，尽量不要将豆类与富含动物蛋白的食物（比如大豆与猪皮或新鲜蚕豆与萨拉米香肠）搭配食用。可以将豆类与全谷物（如大米和小扁豆或者意大利面和鹰嘴豆）搭配食用。

11 经常想吃东西？那就多吃绿叶菜！
绿叶菜的超能力

同之前一样，现在应该让我们的蔬菜朋友来发言了。没有什么食物能和它们一样，对好心情和大脑的健康那么重要。

大家好，我是绿叶菜，朋友们叫我小叶子。

首先，你们应该摒弃头脑中僵化固执的观念，不要把蔬菜看作是冷冰冰的、静止的、毫无生气的东西，这样，才能与我们签订明确的契约，维系长久的友谊。我们经常处在你们餐盘最底层，你们闲谈时经常会说："来吧，说点什么吧，别像个植物似的杵在那里。"这总会令我们怒火中烧。

我们这些蔬菜根本就不是毫无生气的，也不沉默寡言！是你们对我们的话充耳不闻。有个满腔热血、支持动物权利运动的人说："我吃鱼是因为鱼不会遭受痛苦。"被捕获的鱼确实很痛苦！它们只是无法发出尖叫，因为它们没有声带。如果把你裹在网中、拖到水下，看看你如何能

"不痛苦"！

光合作用的能量

抱歉，我有点儿激动，被情绪冲昏了头。我只是想让你们明白，一片谦谦君子般的叶子中隐藏着非常活跃的物质。在植物世界中，叶子是光合作用的工厂，光合作用可是一个极为巧妙的过程，我们叶子所产生的能量比一个核电站反应产生的还要多，这确实令我们非常自豪。

光合作用到底是如何发生的？每片叶子上都遍布着微小的绿色颗粒，即叶绿体。叶绿体是一个非常活跃的动力室，利用太阳光，结合水和二氧化碳（人类和其他动物呼出的气体）产生氧气并释放到空气中，同时将产生的碳水化合物储存在植物的不同部位。

氧气让你们能够自由呼吸，碳水化合物让你们精力充沛。之所以用这种语气说话，是因为我们叶子对你们的所做所为还是有点儿生气的，但我们向来非常慷慨。

从历史演进的所作所为角度上看，我们对人类是非常友好的。数百万年前，我们结识了一类特殊的、非常古老的细菌 —— 蓝细菌，它们利用水、二氧化碳和太阳光合成氧气和碳水化合物。我们就这样成了好朋友，最后，蓝细菌栖息在我们的细胞内生活。经过几千年的演变，蓝细菌演变为叶绿体。

我讲这些历史只是为了告诉你们，虽然人类近些年才发现人体和细菌的友情，但实际上这份友情的渊源非常久远。这份友情对动植物，甚至对整个地球上的生命来说，都是不可或缺的。

为什么要吃我

你们看到我到底做了什么，就会知道吃我对你们究竟多么有益处，我的工作具体有以下几个方面。

❶ 作为充满能量的小型发电站，我必须备足抗氧化分子，即植物化学物质。这种处理如此多的氧气、阳光和能量的能力甚至会让核电站羡慕不已。如果缺乏抗氧化作用的植物化学物质，我的生存时间不会超过一秒钟。

❷ 我会将其他珍贵物质（如硝酸盐），积聚在叶子上。硝酸盐是一氧化氮（NO）在体内的一种储存形式，有益于动脉扩张。因此，硝酸盐能使体循环、冠状动脉，以及最重要的大脑保持高效工作状态。

我们绿叶菜，并不是因为含有单一活性成分（如硝酸盐）而起作用的。正如一群真正热爱音乐的乐团成员一起演奏才能奏响和谐美妙的乐曲，有效从来不是某个单一活性成分的功劳。

想一想我们绿叶菜对你们的动脉的影响：叶子中的硝酸盐被分解产生一氧化氮，促使动脉打开并扩张。硝酸盐非常重要，这当然是事实，但同时不要忽略，为了产生一氧化氮，除了硝酸盐，还需要充足的抗氧化剂的参与。它们也是这个热爱音乐的乐团的成员，属于植物世界，它们都在用实际行动默默支持一氧化氮合酶的活动。

在日常生活中，如果你们过量摄入硝酸盐，但一氧化氮合酶受阻（例如，摄入过量动物蛋白的同时摄入的蔬菜较少），那么，动脉会变得僵硬，更糟糕的是，胃里会产生亚硝酸盐和亚硝胺，它们都是致癌物。例如，因集约化农业而使用含有硝酸盐的化肥会导致饮用水污染。

相反，如果我们摄入的硝酸盐过量，与此同时，一氧化氮合酶从爱乐乐团的其他抗氧化剂同事那里获得补给，那么就会使音乐变得和谐：动脉富有弹性、扩张性良好，需要时，甚至可以让器官充盈。

❸ 我把其他珍贵的营养素也集中在自己身体里。这些营养素包括镁、钾和B族维生素，还有特别值得一提的叶酸。叶酸具有润滑大脑的作用。科学研究发现，人体内的叶酸水平与患抑郁症的风险有一定关系。

然而，你们如果患有肾结石，就要被限制吃"我"了，因为我的叶子里聚集了大量的草酸盐。而那些所谓的"健康主义者"推崇的食用量夸张得离谱，连他们喝的饮料里都要加入与84克生菠菜含量相同的营养素。

不管你们是否患有肾结石，为了品尝到我的最佳风味，都请将我煮熟或焯水后食用，每次的食用量约为100克。煮或焯能够最大限度地保留珍贵的营养素，同时，不会使你们摄入过量的草酸盐。

绿叶菜的亲朋好友

现在，我为你们介绍我的朋友和亲戚，这样你们就可以在一年四季中品尝到各种各样的味道。

菠菜、菊苣、苦苣、西葫芦叶、茼蒿、生菜、红薯叶、油麦菜。

莴苣叶和其他沙拉叶菜也是我的朋友。不过说实话，它们叶子的颜色更淡，质地更柔嫩，因此，其中的膳食纤维和抗氧化的植物化学物质也更少。这就是它们只是我的朋友而非至亲的原因。

我自知脾气暴躁，需要克制，但是对于你们说的"啊，是的，我吃了很多绿叶菜，我经常吃沙拉"之类的话，我还是要啰唆几句。沙拉叶菜一点儿问题都没有，我们是花园里的伙伴和邻居，当然，它们对你们的健康有益处；但是，比起其他深绿色叶菜，这些沙拉叶菜拥有的生物活性物质更少。因此，沙拉叶菜不过是甜美、温和的随从，其作用不过是陪伴你们，逐步让你们适应深色、富含膳食纤维、带有苦味的绿叶菜。

提到叶子的苦味，你们必须克服它：有抗氧化植物化学物质的地方就有苦味分子。逐渐适应这种味道，试着精进烹饪技巧，完美掌握烹饪温度和盐的用量，中和苦味。在下文中的"善待叶子"中，你们会了解到适当的烹饪法。

你们可能已经注意到，我所公布的密友中没有萝卜缨和恐龙羽衣甘蓝，以及许多其他深绿色叶菜。

实际上，我们也是非常要好的朋友。它们个性十足，有时甚至有点儿臭美，所以，我们将在下一章谈一谈这些十字花科蔬菜。

不要虐待我！

你们一定意识到了绿叶产生的所有能量使我具有多血质的气质。但你们会同情一只被遗弃在公路上的小狗，而不屑于好好对待我。你们任由我在锅里痛苦挣扎，被煮得过于软烂。我躺在盘中，已然是一摊灰褐色的烂泥。

除此之外，我还要提醒你们：吃那片灰褐色死气沉沉的叶子，对你们的健康没有丝毫益处。现在这片叶子里只残留了一点儿膳食纤维和一些特别强大的抗氧化植物化学物质，所有B族维生素和C族维生素都溶于水中，毕竟它们是水溶性的，许多矿物质也随之消失。很多纤弱的抗氧化剂郁郁寡欢：毕竟它们曾经是绿色的，而现在被氧化还原了，象征着希望、春天、青春的美丽绿色变成了灰褐色，它们因此变得老气横秋、毫无活力。

善待叶子

为了让绿叶菜得到应有的尊重，请从以下几个方面入手。

❶ 少用沸水

将绿叶菜洗净，不用完全沥干。一定要洗干净，否则叶子就会在你们的牙齿上留下土壤颗粒。

接着，把它们放进锅里，不需要额外加水，撒一小撮盐，盖上盖子（如果盖子透明就更好了），然后开大火。可以根据叶子的颜色来判断烹饪的完成度，你们需要时刻观察叶子的状态，偶尔翻动一下。叶子应保持鲜艳的翠绿色，甚至比生的绿叶菜颜色更鲜亮。当出现褐色迹象时，品尝一下：它们应该是软的，但颜色保持得不错。盛出，装盘，以免锅中余温破坏它们的味道。最后，淋上一滴芝麻油、一点儿柠檬汁，再撒上一小撮胡椒粉，就是一道美味。

你们如果时间有限，只想把它们焯一下，记得一定要用沸腾的盐水，而且动作要快如闪电：等它们全部沉到水面以下，盐水再次沸腾30秒后，立即捞出，并放在冰水中冷却。这样可以保持绿色，但会"削弱"绿叶菜原本的味道。更简单的方法是把它们放在滤网上快速沥干，然后摊在一个冷却的烤盘上。

你们如果时间非常紧迫，可以直接食用速冻绿叶菜，这完全没问题，因为这些绿叶菜在冷冻之前已经焯过了。这就是不要把它们放在水里再煮一次，甚至再焯一下也不行的原因。

最好的方式是将它们放在锅中小火加热，搭配合适的调料，加热至颜色适宜，关火，品尝一下并调整味道。

❷ 温度越高，时间越短

适用于所有食物的一条烹饪规则是：烹饪温度越高，烹饪时间就越短，食物色泽更漂亮，口感更好，吃起来更美味，受热变质的可能性也会降低，因此食物中有益的微量营养素得以保留。例如，用巴氏灭菌法处理牛奶。

对自己好点吧。即使不是为了庆祝节日，也应给自己买一口高压锅，容量适合自己就好。高压锅适合用来烹饪小份量的全谷物和豆类。它的优势在于烹饪速度快，并且能保留食材的美味。

在高压锅中倒入一根手指高度的水 —— 许多型号的高压锅的底部都有一个最低水位刻度，以方便操作 —— 大火烧开后，加一小撮盐，同时把洗净、切好的蔬菜放入蒸笼。水一沸腾，蒸笼立即上锅，盖上锅盖，大火加热，直到压力达到峰值 —— 老式高压锅有哨声提醒，新式高压锅有一个彩色指示灯。

关火，将锅放在水龙头下用冷水快速降压，然后擦干锅身，打开锅盖。

蔬菜将呈现鲜绿色，味道鲜美，柔软度适中，珍贵的微量营养素得以最大限度地保留。

许多人对高压锅心存畏惧。"如果它爆炸了怎么办？""如果因为气压太高，我无法打开它怎么办？"请放心，如今的高压锅具有三重安全保障系统，爆炸的概率几乎为零。我讲一件发生在我身上的事情，你就知道高压锅有多么安全啦。在医院做烹饪实验时，我把一些鹰嘴豆放进了高压锅，大火加热。之后病房里出现了紧急情况，我不得不离开实验室。患者们不敢碰高压锅（"医生把它放在炉灶上，但没有告诉我们为什么，所以我们不敢碰它。"），于是炉灶一直开着。当我回来时，高压锅像蒸汽机车一样呼呼作响，仅此而已，根本没有危险的事情发生。

❸ 表面积和体积的比值

"表面积/体积比"在自然界中应用广泛，例如，它可以用来解释人体温度与所处环境的温度之间的关系。

有什么例子吗？

为什么我们总和孩子说"盖好被子，不然会着凉"？这是因为儿童的表面积和体积的比值较大（表面积大、体积小），所以他们与外部环境的热交换更快，也就是说他们降温或升温的速度更快，更有可能受寒或中暑。为什么肥胖的人对高温的耐受性这么差？因为他们的表面积和体积的比值较小（表面积小、体积大），所以他们难以与外部环境进行热交换，稍一用力就会大汗淋漓。

有没有家用物品方面的例子？想一想汽车散热器的形状，它是用板条填充的：表面积和体积的比值较大，所以能够更快地与外部环境进行热交换。

食物又如何呢？道理是相同的：一碗美味的肉汤，表面积和体积的比值小，散热慢，自主保温时间长；而一盘带酱汁的意大利面，表面积和体积的比值大，很快就会冷却下来。这就解释了为什么蝴蝶形状是意大利面的最佳形状。

那么表面积和体积的比值与蔬菜有关系吗？答案是关系很大。

想一想瑞士甜菜根：如果我们把一棵完整的甜菜根下锅，当内部（表面积/体积比值小）开始热时，外表（表面积/体积的比值大）肯定已经热过头了。而因为甜菜根质地特殊（富含粗纤维，不容易均匀受热），所以这种情况会加剧。因此，我们应该尝试改变它，使它更容易受热，并且均匀受热。试着按照较大的表面积和体积比来切割它：切成小而薄的碎片，不要大过我们的嘴巴，而且要尽量切得大小一致。

如果想做得完美，我们可以把较硬的部分（如叶中脉）切成小块（使表面积/体积比值变大），这样熟得更快；而把较硬的部分切成大块（表面积/体积比值较小），这样熟得更均匀。但是要记住，吹毛求疵是厨房里的大忌，谁会用尺子和剪刀来仔细切割一盘甜菜根？

上述规则适用于所有的蔬菜，例如十字花科蔬菜：切小的（表面积/体积比值大）西蓝花能被更快、更均匀地煮熟；整个下锅煮的西蓝花（表面积/体积比值小）中间是生的、硬的，而外表熟过头了。

综上所述，对蔬菜，我们可以做如下推导：大小合适的蔬菜→表面积和体积的比值适中→烹饪更快捷→颜色更漂亮→味道更可口→保留的维生素和植物化学物质更多。

❹ 处理苦味

绿叶菜通常带有苦味，让不太习惯苦味的人进食绿叶菜较为困难。

附录中的"烹饪五要素"（见第246页）中有一些小技巧，可以让进食绿叶菜变得更容易。

烹饪绿叶菜时，适量放盐可以减弱苦味；尽量不要放酸味调料，因为这么做反而会增强苦味（除非你想让它们变苦）。可以用醋或柠檬做汁，减轻肥肉的油腻感；适度加热也能使一部分苦味分子变性，进而减少绿叶菜的苦味。

数量？不需太多，但种类要丰富

因为我总是身处碗底，可以洞察一切，所以我可以负责任地告诉你们，当我看到你们把餐具埋入巨大的碗里时，我为你们感到痛苦，因为碗里这么多蔬菜适合有四个胃的反刍动物来吃。

正确的做法是"少吃，吃好"，也就是吃的蔬菜种类要多，但数量不需太多。如果是生的绿叶菜，可以吃60克左右；如果是准备煮着吃的蔬菜，生重120克左右为宜。

如果你们不想频繁地使用秤，可以用杯子，容量大约为250毫升的即可，非常实用。在这种情况下，**如果是生的蔬菜，1杯切成适口大小的碎蔬菜就足够了；如果是熟的蔬菜，充分挤压之后，半杯就够了。**

现在是时候把话筒递交给我的密友了。人们通常说"个性十足的人肯定是丑八怪"有些言过其实，它们非常漂亮 —— 也许味道有点儿怪，但那取决于个人口味。

它们就是十字花科蔬菜。

12 欢迎来到小菜花之家
十字花科蔬菜的超能力

大家好！我是十字花科蔬菜。我代表我的家人向你们问好！

我和兄弟们展现了大自然的爆发力，举几个例子吧。大量的科学数据证实了我们在预防癌症（如乳腺癌、膀胱癌、肠癌，尤其是前列腺癌）方面的实力。不仅如此，我们还是非常强大的解毒剂，消除污染对你们造成的伤害。我们还能减轻神经炎症，让你们快乐，从而改善炎症期间的抑郁症状，帮助大脑朋友获得更多血液。

我们十字花科家族是一个实力强大且人口众多的大家族。我们能在一年四季为你们提供1 000种不同的健康美食。

紫甘蓝（属于结球甘蓝）、羽衣甘蓝、菜花、芥菜、大头菜、西蓝花、白菜、油菜、卷心菜、胡萝卜、白萝卜、辣根、芝麻菜等，都是我的兄弟姐妹。

数量：毫不夸张！

一些自诩为健康主义者的人实际上是被"健康"（fitness）概念洗脑的走火入魔者。他们一顿饭可以疯狂进食几千克蔬菜，更有甚者一次性可以饮用几升用甘蓝和西蓝花榨的蔬菜汁。他们的"如果一杯西蓝花汁对我有好处，那么十杯肯定更好！"的健康理论其实有损于健康，其结果只能是体内西蓝花堆积如山、甲状腺功能衰退、甲状腺变大，甚至引发甲状腺肿。

原因很简单：我的细胞内有一些硫化物，叫作**硫代葡萄糖苷**。它们如果数量过多，就会阻碍碘元素进入甲状腺。进入甲状腺的碘较少会引发甲状腺功能衰退，如果你们的饮食本来就是低碘饮食，这种情况就会更加明显。其实，最好使用碘盐，即使本来吃"我"的分量已经足够。如果在肉汤或蔬菜汤中加一点儿我的朋友 —— 海带来补充碘元素，那就更好了。

适量摄入的十字花科蔬菜就会"安静"得多，不会造成那么多的麻烦。**如果你们想生吃，60克就足够了；如果要煮熟，生重为120克为宜。**要是时间紧迫或嫌用秤麻烦，可以直接量取半杯（125毫升），我的那些蔬菜亲戚非常适合用杯子量取。**不管我们是生的还是熟的，你们都得把我们切成适口大小，可别为难你们的小嘴，随后装满半杯的量就可以了。**

前文中提到了蔬菜汁，我再多说一句。最好将我们整个榨汁，这样就能享用大自然的奇迹，感受一下我们所含的天然的纤维。

做饭时不要虐待我们，否则房子会被污染

你们在前文中就见识过绿叶菜了，它们拥有多血质气质，易怒。如

果你们把它们煮得太烂，它们就只能一言不发地待在那里，一脸迷茫和丧气，变成死气沉沉的灰褐色。

我们十字花科组则更像腐肉：在耗尽生命、呈现灰褐色之前，会挥发出硫化物，让怪味充斥你们的家。我们体内有很多硫化物，对你们的身心都有好处，但在你们的家里就显得不太体面了。硫化物闻起来有点儿像臭鸡蛋，或者这种表述更贴切——"有人在上厕所，但没有开窗通风"。

凡事都要有备无患。在我们十字花科蔬菜中流传着这样一句谚语：如果你们把一整棵甘蓝放在一锅沸水中，那么你们真是不太聪明。

总之，再也不要长时间烹饪大块或整棵甘蓝了，尽量用短时间烹饪均匀切好的小块甘蓝。否则，你们家里就会充斥臭鸡蛋味。

阅读下文，你们就会知道如何善待我们，这当然也是善待你们自己。吃到的食物的色泽更漂亮，蕴含的营养物质更丰富，这对你们的身体和精神都大有益处。蔬菜味道鲜美，硬度刚刚好，最重要的是，使用下面给出的烹饪方法能够最大限度地保留珍贵的营养素，如萝卜硫素。因此，我们需要专门讲一讲如何"善待"。

不要虐待西蓝花

这些建议看起来和对待绿叶菜的一样，但其中的关键点和细节却有所不同。

❶ 尊重植物不同部位的差异

十字花科植物具有异质结构，纤维质感的茎和中脉①异常坚韧，而叶状花序越小越娇嫩。整个一起煮的结果就是得到难以吞咽的木质茎和烂熟到几乎失去全部优质的微量营养素的灰褐色叶状花序。

正确的做法是，用一把锋利的刀将茎和叶切开。可以和孩子一起用手将它们一点点撕开。以羽衣甘蓝为例，用左手将中脉底部扯离你们，用右手攥紧叶子拉向你们。啪！叶子就会留在右手里。听起来有些复杂但操作起来非常简单。如果还是不明白，你们可以上网搜索一下清洗甘蓝的教程，或者来我医院的教学厨房上一堂健康蔬菜课。分开茎和叶后，先把茎和中脉切成均匀的小块，放在锅里煮，然后把叶状花序切碎，放进锅里煮5分钟就够了。

❷ 切成小块，爽脆的口感远胜于熟烂的口感

十字花科蔬菜须切成均匀的小块，即使煮久一点，这样煮出来吃着也很爽口。火候把控得当的话，蔬菜里有益于健康的活性成分就能得以保留。不过，均匀的小块应该有多小呢？不要纠结具体是几厘米，你们的嘴巴就是最好的测量工具：嘴自然张开时的尺寸就是答案。

具体而言，是你低声细语时嘴巴张开的尺寸，而不是大声喊叫时嘴张开的尺寸。

❸ 高压蒸汽，火力全开

如前文中所讲的，较高的烹饪温度及较短的烹饪时间可以使蔬菜中更多的微量营养素得以保留。除这两点外，蒸汽的作用也不容忽视。蒸汽不会"洗掉"太多水溶性营养素，效果和用沸水煮是一

---

① 也称"叶肋"。植物的叶片中央的一条主脉，一般由叶基引伸直达叶尖。

样的。接下来，我给大家介绍用高压蒸汽烹饪十字花科蔬菜的步骤。

1. 在高压锅中倒一个指头高的水。现在许多型号的高压锅底部都标有水位线，以方便操作。

2. 大火烧开，加一小撮盐，同时在蒸笼放入洗净、切好的蔬菜。

3. 菜被切成什么形状取决于它的部位：

- 如果是花序（如西蓝花或花椰菜的），就切成小块；

- 如果是茎，则要用削皮刀去除较硬的外皮，然后切成方块或薄片；

- 如果是中脉，则切成小块；

- 如果是叶，则要切得比中脉切成的小块大一些。

4. 水沸后，把装满蔬菜的蒸笼放在锅里，盖上锅盖，大火加热，直到压力到达峰值——老式高压锅会有哨声提醒，新式高压锅有彩色指示灯。从压力到达峰值的一刻起计时，3~5分钟即可关火。

5. 将高压锅放在水龙头下用冷水冲洗以快速降压，擦干锅身，打开锅盖，即可享用。

葡糖胺、黑芥子酶、萝卜硫素：炸药、导火索，嘭!

如果你们在烹饪时虐待我们，将会引发和口味相关的问题，但最严重的问题与你们的健康有关：最珍贵、最有活力的萝卜硫素，将完全丧失活性。

你们可别自命不凡，摆出一副颐指气使的模样了：萝卜硫素对你们的身体、大脑都有极大的益处，但并非只为你们而生。恰恰相反，萝卜硫素凭借出色的机制抵御掠食者，使我免受侵害。我对此感到非常自豪。

• 萝卜硫素的前体，也可以说是它的父亲，是硫苷（硫代葡萄糖苷）家族的萝卜硫苷。硫苷就像塑胶炸药：如果不理会它，它就会独自安静地待在我们的细胞内。

• 如果掠食者试图咬、啄、叮我们，这种平静的状态就会被打破。我们的细胞内瞬间就会充满黑芥子酶小颗粒。黑芥子酶原本平静地附着在萝卜硫苷上，一旦遇到异常状况，便将其变成极度暴躁的萝卜硫素，如同点燃炸弹。黑芥子酶就是引爆炸弹的导火索。为什么萝卜硫素非常暴躁？因为萝卜硫素和所有异硫氰酸酯家族的成员一样，是一种非常活跃的化学物质，散发着刺鼻的气味，能令掠食者望而却步。同时，它能激活人体中的各种强大的细胞反应，例如抗氧化反应、抗炎和解毒反应。

这种非常精细的引信装置可能引发什么问题？从烹饪温度的角度上看：煮过头或没煮熟这两种情况都无法点燃萝卜硫苷或萝卜硫素，它们必须在一定的烹调温度下才能被引爆，因此火候不到就无法"引爆"；不过，黑芥子酶和所有其他酶一样，对热非常敏感，煮过头的话，会对"保险丝"造成不可逆的损伤。因此，为了充分利用萝卜硫素这一"生物炸弹"，你们可以通过做以下5件事情来善待我。

❶ 下锅煮之前，把我切成小块，让我休息一小会儿。切开能激活黑芥子酶并产生萝卜硫素。这就是我们被切开之后味道更大的原因。

❷ 快速烹调，我们的某些部分未必要煮熟，断生即可。注意，60℃以上的温度才能破坏黑芥子酶。

❸ 还有一种更好的办法：以你喜欢的方式烹饪，最后在菜肴中撒一丁点切碎的生甘蓝。生甘蓝中的部分黑芥子酶能被完整保留下来，它作为导火线，能"引爆"熟的部分。

❹ 为了给这道菜锦上添花，要抱着恭敬之心烹调，最后还要加一点我们的亲戚（如切碎的辣椒或一小撮芥末粉）以增加香味，它们体内充满着完整的引信。在下面中我们会讲到与之有关的食谱，见"意大利面配西蓝花"。

❺ 使你们的肠道细菌保持良好的状态：健康、多样的菌簇可以在你们体内合成类似黑芥子酶的酶活动，并直接在肠道中"点燃"萝卜硫素。

意大利面配西蓝花

这是一道非常简单且美味的菜肴，充分采纳了小菜花的建议。

同时，这道菜肴能为细胞和大脑提供所需的能量，以抗氧化和抗炎症。取一个完好、紧凑的西蓝花球，切成小朵。不要丢弃花柄，用削皮器去皮并切成块，同样鲜嫩可口。

将西蓝花块放进蒸笼。在高压锅里倒入一节手指高的盐水，水沸后，迅速将蒸笼放入锅中，盖上锅盖。注意：为了不烫伤自己，最好戴手套或用防烫夹。

从高压锅发出哨声或彩色指示灯亮起时开始计时，等待3~5分钟，具体时长取决于西蓝花块的大小。

关火，将高压锅放在水龙头下用冷水冲洗以降压，然后擦干锅身，打开锅盖。把蒸笼从锅里拿出来，西蓝花块冷却后会呈现出很漂亮的色泽。

在另一个平底锅中放1茶匙特级初榨橄榄油、1茶匙米醋、1茶匙刺山柑、1茶匙第戎芥末（根据口味，也可以用芥末酱或芥末粉加醋调成的酱汁）。将酱汁搅拌均匀，再加入一撮干牛至叶碎和一瓣压扁的大蒜。

大火加热平底锅，加入蒸好的西蓝花，快速翻炒，均匀裹上酱汁即可（不要过度烹饪）。

取出大蒜，丢弃，喜欢的话，可以在食用前加入少许辣椒。可以将煮熟的西蓝花作为底料，做成一道美味的西蓝花意面。千万别倒掉高压锅里煮西蓝花的水，它可以用来做肉汤或煮意面。

不仅是萝卜硫素

一如往常，当你们想到我们这些蔬菜时，联想到的应是一个管弦乐队，而不是一个个独奏者。无论首席小提琴手 —— 萝卜硫素演奏得多么挥洒自如，你们都不要忘记整个乐队。

萝卜硫素固然重要，但是叶酸、矿物盐和另一类非常重要的大脑友好型抗氧化剂 —— 以特定方式聚集在你们的视网膜和大脑的脂溶性类胡萝卜素、叶黄素和玉米黄素 —— 也非常重要。

许多科学研究结果表明，不论是对实验用动物，还是对人类，上述物质都具有抗氧化、抗衰老、抗抑郁和抗压力的功效。

因此，你们应多吃我们，也应多吃友好的绿叶菜，因为它们同样富含这些成分。我们能让你们拥有鹰般的视力和海豚般的大脑，性格变得平和，衰老速度减慢。

现在我把话筒递给我的挚友。它们和我一样，富含硫化物，尽管它们带有怪味，在生活中经常遭受不公平对待。现在我们来谈谈大蒜、洋葱和整个百合科植物家族。

13 一盘洋葱带来的好心情
百合科植物的超能力

大家好，我是洋葱。

我承认，过去的一段岁月我过得并不如意，因为我一直官司缠身，进出蔬菜法院如家常便饭，而蔬菜法院办事效率不高。如今我的生活完全不同于从前。今天，我可能以被霸凌者的身份为自己辩护，而明天我则可能成为跟踪狂站在被告席上。我的生活一团糟，用水深火热来形容一点儿也不为过。

这一切都始于我上小学时的第一次聚会：菜园里的伙伴在聚会前说"如果它来，我就不去了，它有口臭"。还有某部电影里的台词 ——"把洋葱从三明治里拿出来，如果有什么能让我兴致全无，那只可能是洋葱味"—— 也让我非常难过。上小学时，我整天待在教室的角落里，把根扎在地里，被大家取笑。十几岁的时候，我决定听从爸爸大蒜和哥哥火葱的建议："它们越取笑你，你就越要努力表达自己！"

几天前韭葱禅师教导我，愤怒是一种无益于健康的反应："你越反抗、越不理智，你身上的怪味就会越浓，内心也会愈发凝重。"它说的完全正确。我开始采取极端的行动：切开自己，以便气味和汁液散布，使怪味四处弥漫。菜园里的动物们为了让我保持沉默，把我扔进醋酸里，理由是酸能消除怪味。现在，我站在了这个舞台上。虽步履维艰，但总算熬到了出头之日：我因遭受的暴力欺凌而得到了丰厚的补偿，然而我不得不因嗅觉跟踪而服刑 —— 我在一家大型医院的厨房里做了5年的苦役。在那里，我明白了许多道理，重塑了自我。

韭葱禅师告诉我，虽然我有怪味，但我有很多优秀的品质。如果你们善待我，我就可以将这些优秀品质发挥得淋漓尽致。

我的家族

我生在一个奇怪的家庭中，家中一部分成员是外表漂亮的花，例如百合、郁金香、铃兰、风信子。虽然它们芬芳、美丽，但是你们一定要小心！误食它们可能中毒。

我的家中还有一些其貌不扬但品质优良的成员，如红洋葱、黄洋葱、白洋葱、青葱、韭葱、红葱和芦笋，它们气味奇特，既美味又健康。我们和十字花科家族里的兄弟姐妹们一样富含硫化物：虽然令人讨厌，但对你们的健康是非常好的。

在本章中，我们只谈论家里其貌不扬但品质优良的成员们，它们绝对是大脑的朋友。那么，就从我最引以为豪的活性成分之一 —— 槲皮素开始。

从橡木到洋葱

槲皮素的名字来自身材雄伟的北美黑栎（Quercus tinctoria），

北美黑栎的树皮中富含鞣质和多酚类物质，可用于处理皮革、染纱和织物。

我细胞里的槲皮素是一种多酚类物质，它可以像精确的导弹一样，随时准备从我的细胞壁中发射出来，附着在人体细胞的一千个调节点上：调节免疫力以抗炎和抗癌，调节细胞氧化以抗氧化，调节压力和心情以对抗焦虑和抑郁。

除了我们百合科植物，你们还可以在十字花科家族（如西蓝花、甘蓝）中找到槲皮素，浆果、苹果和荞麦里也有它的身影。

正如我经常提醒你们的那样，让整个蔬菜乐队演奏 —— 制作美味的荞麦面，辅以西蓝花、洋葱和辣椒，搭配用葡萄、蓝莓和苹果制成的甜点，你们才能获取来源不同的槲皮素。

值得喝彩的膳食纤维

我们百合科植物富含可溶性膳食纤维，特别是菊粉。正如你们所知，菊粉是肠道细菌（如乳酸杆菌和双歧杆菌）的好朋友。

因此，我们能将大量的友好细菌、血清素、短链脂肪酸输送至大脑，让你们拥有好心情。正如你们在第10章中所看到的，你们应该小心地定量食用膳食纤维，培养友好的肠道细菌，避免肠道突然产生大量气体。这些气体虽然无毒，但可能令人厌烦。

用量：不用吃太多，但每天都要吃

和其他蔬菜一样，你们不能无限量食用我们，尽管我们对身体很友好。适量摄入我们百合科植物就好，例如一天吃**芦笋200克**，洋葱、大葱或韭葱100克，火葱50克，大蒜半瓣。

比食用量更重要的是食用习惯：无论是在汤、沙拉，还是番茄酱中，都可以少量加入，但最好每天都要摄入。

生洋葱？泡醋浴后气味就会减弱

现在又要回顾我生命中最残忍的时刻，那一刻教会了我太多。菜园里的动物们把我扔进了醋酸，我意识到只要有点儿酸味，我的气味就会减弱很多。因此，你们如果想改进沙拉，就把我切成非常薄的片，让我在30毫升清水和20毫升白醋中浸泡半小时，然后挤干我体内的水分，放在沙拉中即可食用。我将给沙拉带来"质的改变"。

贫穷但美丽

欺凌我的人，不仅骂我臭，还贬低我穷。当"吃面包和洋葱"成为"陷入穷困潦倒"的代名词时，我又能如何反驳呢？韭葱禅师指导着我的生活和厨艺，教我报人以微笑，即使对待欺负我的人也应如此，随他们说。我真为他们的无知与浅薄而痛惜，我们百合科植物生活得很拮据，也很低调谦虚，但如果你们在厨房里善待我们，我们就会像真正的公主那样优雅且精致。

下面有两个烹饪实例，相信你们会从中受到启发。

灰姑娘摇身变公主

浓香洋葱汤

浓香洋葱汤，灵感来自英国厨师尤塔姆·奥托伦吉（Yotam

Ottolenghi）。

准备好合适的厨房工具：大而干净的案板，锋利的刀，用于精细工作的削皮刀。

系上围裙，腰间缠上抹布，如果不想让手沾上洋葱味，就戴一双食品级一次性手套；如果不想流眼泪，就戴一副护目镜。

制作这道汤的灵感来自几年前尤塔姆·奥托伦吉制作的"大蒜汤配哈里萨辣酱"。他是一位天才厨师，也是蔬菜的狂热爱好者。他制作的这道汤口感层次丰富，味道厚重，让我的很多个秋天的夜晚充满了色彩和味道。

而我做的这道汤口感层次没那么丰富，味道也没有那么厚重，但四季咸宜，做起来也很容易，适合日常食用。我保留了原配方中的月桂叶、姜、藏红花（Crocus Sativus）和新鲜百里香，以带给你们刺激的口感，让你们更愿意制作这道汤。

为方便起见，我在这里提供的是一人份的食谱，你们在具体操作时用原料分量乘以食客的数量即可。

可供1人食用。

准备一个平底锅，倒入1/2汤匙特级初榨橄榄油、2汤匙水，加入一小撮盐，将一个中等大小的火葱切成细末，半根芹菜茎切成小块，一个中等大小（约100克）的红洋葱切成粗末，半瓣大蒜压扁。

开小火翻炒大约15分钟后，加入一茶匙新鲜生姜末，一撮新鲜百里香，一撮黑胡椒，约20毫升白葡萄酒。转大火，让酒精挥发几分钟。

转小火，加入250毫升蔬菜汤，一片月桂叶和一撮藏红花（这一撮差不多是刀尖大小的量）。

用小火炖煮约20分钟。丢弃大蒜瓣和月桂叶，倒入食物料理机搅打，不用打成泥，保留一些蔬菜块为宜。

倒入碗中，用全脂白酸奶做装饰，淋少许油和哈里萨辣酱——一种北非的经典冷酱，辣度适中，香气浓郁。

如果想让这道汤更柔和，可将其倒入碗中，再淋一点儿大蒜油，撒一小把烤面包屑；可事先在面包屑上淋点儿大蒜油，在烤箱中烤一下。

轻盈版帕门蒂埃汤

在18世纪下半叶，如许多来自美洲新大陆的食物一样，土豆仍然遭到人们的质疑。而法国农学家和药剂师安托万·帕门蒂埃（Antoine Parmentier）研究出了下面这道汤，希望将土豆这新口味带入法国人的厨房。时至今日，这道汤已经成了法国菜的代表、国际美食的标杆。在这里介绍的是不加奶油，多放韭葱，少放土豆，做法简单的轻盈版帕门蒂埃汤。

可供4人食用。

取500克洗净、去皮的韭葱切成圆形薄片，放入锅中。加入一小撮盐、1汤匙特级初榨橄榄油和4汤匙清水，小火煮5分钟。转大火，加入125毫升蔬菜汤和土豆。

用盐和胡椒粉调味，煮大约20分钟，直到土豆软烂。

将150毫升清水、15克杏仁和一小撮盐放入食物料理机，高速搅拌，直到混合物相当浓稠。将混合物倒在装有土豆和韭葱的锅中，再煮几分钟。

将锅中食材混合均匀，文火加热几分钟。用盐和胡椒粉调味。

加入几小块用油和百里香粉烤制的全麦面包。若想让味道更鲜美，可以提前在平底锅里放一些食用油、一瓣大蒜和一些蘑菇碎炒香，出锅后在每碗汤中加一小片腌制过的蘑菇。

我的故事讲完了，现在，我把话筒交给一位非常害羞的朋友，请大家务必保持安静，仔细聆听它的故事。它和它的家族成员都不善言辞，一般藏在地下。它们是可食用的根茎类植物。

一盘菜根带来的快乐
根茎类蔬菜(土豆除外)的超能力

大家好，我是胡萝卜。

我们根茎类植物不像我们的朋友绿叶菜那样从日出到日落都沐浴着阳光，永远朝气蓬勃、活力四射，我们都很腼腆。我们在地下度过大半生，默默无闻，努力使自己变得强大，为未来做打算，我们的精力主要用来做以下4件事情。

❶ 我们必须撑起茎和叶，要特别注意，不能让风带走新生的嫩叶和柔软的茎。这就是我们体内拥有如此丰富的强健、紧实的纤维的原因。如果生吃我们，也许你们压根儿咬不动。但如果你们温柔体贴地把我们切好、下锅烹饪，那么，我们对你们的肠道及肠道细菌就大有裨益了。

❷ 为了抵御地下害虫对我们的侵害，我们必须用天然杀虫剂（如镰叶芹醇）来武装自己，它们可以阻止所有想啃食我们的小动物。不过，你们大可不必担心！镰叶芹醇不仅无毒，而且想必你们已经从西蓝花那里得知，镰叶芹醇可以帮助你们对抗慢性炎症，无论这些炎症以何种形式来攻

击你们的身体。因此，多吃我们有助于维持大脑的敏锐愉悦，使肠道细菌保持健康状态，还能对抗炎症并减小患肠道疾病（如肠漏）和某些癌症，尤其是结肠癌的风险。

❸ 在地下，我们必须在冬季的潮湿寒冷和夏季的酷暑炙热的夹缝中求生存。这就使得我们拥有如此丰富的胡萝卜素变得顺理成章。胡萝卜素除了给我们带来引以为豪的美丽色泽外，还是强大的抗氧化剂和抗炎剂，能在你们需要时转化为维生素A，令你们的皮肤柔润细腻、眼睛炯炯有神。说到胡萝卜素，我要提醒你们：不要喝太多鲜榨胡萝卜汁或浓缩饮品！我的胡萝卜素含量非常高，能使你们的血液中的胡萝卜素过量。这没有危险，但你们的皮肤会变黄。

❹ 当茎和叶需要营养时，它们会向我们根求助，而我们在平时会默默地以糖分沉积的方式浓缩营养物质。因此，如果你们想平心静气、集中精力，那就必须吃我们。我的许多胡萝卜姐妹都认为植物的根是生命和长寿之源：能量汇聚在此处，扎根于大地。听起来这个说法有点儿疯狂，但是当你们感到思绪纷飞、无法集中注意力时，可以吃一盘在锅里炖了很久的胡萝卜，再撒点姜，看看效果如何。很快，你们就会知道我所言非虚。

在下面这篇文章中，你们会获得品尝我的甜蜜和欣赏我最隐秘的优秀品质的几种方法。

温柔地对待我

像所有生长在地下的蔬菜一样，胡萝卜具有坚固且紧实的纤维结构。这种结构对人的健康有益，但食用口感就不好说了。

这里有两个食谱。生吃的话，胡萝卜的口感更加爽脆；煮熟食用的话，胡萝卜的口感更软烂。

热菜：美味的生胡萝卜宽面

可供4人食用。

先准备孜然籽。和所有其他香料一样，孜然籽在小火烘烤后，孜然的香气会被激发，其营养价值和食用功效也会最大化。本章后面会介绍，从植物学的角度上看，胡萝卜和孜然可以说是亲戚，两者都是伞形科植物。在这道菜中，这种奇妙的亲属关系能使不同的成分"和谐交融"。

取2茶匙孜然籽，倒入预热过的不锈钢平底锅，小火加热，不断翻动，以免烤焦。通常几分钟后，它们会散发出强烈、细腻的香气，把它们从锅中取出，倒入一个小碗。

将一个有机柠檬的皮磨碎，放在一旁备用。只磨黄色部分即可，否则会变得太苦。挤出柠檬汁，用滤网过滤。取一小块生姜，去皮，磨成姜末。

把姜末和柠檬皮碎倒入柠檬汁。

用一把锋利的刀将火葱切成近乎透明的薄片。在碗中倒入一个指头高度的水和1茶匙白醋，将火葱片放在里面，浸泡一会儿后，将火葱片捞出、沥干并挤出水分，晾在一旁备用。

你们可以把火葱切成非常薄的片，不需要将其浸泡、挤干水分。

用刨刀把胡萝卜削成宽的、近乎透明的条状物，就像意大利传统宽面（pappardelle）一样。如果时间紧迫，你们也可以用一个擦丝器把胡萝卜擦成细丝。

在碗中倒2汤匙特级初榨橄榄油。加入准备好的柠檬汁、柠檬皮和姜末的混合物，再加入烤好的孜然籽和一小撮盐制成腌料。

将腌料倒在火葱和胡萝卜上，搅拌均匀，放在冰箱冷藏室中冷藏至少一个小时。

摆上餐桌之前，你们可以将3～4片薄荷叶切成丝，撒在生胡萝卜宽面上。

冷盘：胡萝卜茴香奶膏

茴香是伞形科植物，从植物学的角度上看，它与胡萝卜也算亲属。在这道奶膏中，胡萝卜和茴香的韧性得以保留。这是一道甜美、口感顺滑的前菜，非常适合在秋冬之夜摆上餐桌。

可供4人食用。

在厚底锅中倒1汤匙特级初榨橄榄油，1茶匙椰子油（可根据个人喜好替换）和2汤匙水，中火加热。

将3个大胡萝卜去皮并切成大块；将1个大茴香球横向切成薄片；将2个中等大小的黄洋葱切成薄片；1个较小的土豆切成薄片。将它们倒入锅中，加一小撮盐、一根百里香、一片月桂叶。

煸炒几分钟后，转小火，盖上锅盖焖煮30分钟。其间时而翻动一下蔬菜。蔬菜会逐渐失去水分，但不会变色。如果蔬菜太干，可以加几汤匙水。取出并丢弃百里香和月桂叶，加入1升蔬菜汤，最好是自制蔬菜汤。煮沸后，盖上锅盖，将火调至最小，炖煮约20分钟。

关火，倒入食物料理机搅拌并打成泥。然后加入盐和现磨黑胡椒粉调味。倒入碗中，淋几滴橄榄油，用略微烤过的黑芝麻做装饰。

我的植物学和营养学家族：种类和分量

我们家族中有很多成员并不只藏在地下。下面列出伞形科植物家族中我的一些兄弟姐妹：防风草、水芹、香菜、茴香、孜然、葛缕子、芫荽、欧芹、莳萝、雪维菜。如果你们还不知道如何用我配菜，可以随时叫来我的这些亲戚。

除了上述植物学家族的亲属外，所有生长在地下且淀粉含量很低的根茎类和块茎类蔬菜，从营养学层面上看都可以说是我的兄弟姐妹。

因此，这就将我的富含淀粉的表亲土豆排除在外。不过，我们可不会争风吃醋。如果土豆合你们的胃口，那你们就可以把富含淀粉的它当作碳水化合物的来源。

我所说的营养学家族到底如何定义呢？其实，从营养学层面上说，蔬菜们都是兄弟姐妹，因为我们结构类似，都富含可溶性膳食纤维和不溶性膳食纤维。

营养学家族成员有：胡萝卜、欧防风、甜菜根、根芹、鲜姜、黑婆罗门参、长羽裂萝卜、菊芋及其他苦味根茎类植物。

分量呢？生吃的话，50克就够了；如果吃煮熟的，就要吃生重为100克的量。

而对于我的养兄——生姜，我们会在下文中讨论它的食用量。

我的养兄：生姜

为什么生姜是我们家族收养的孩子呢？因为生姜与非常香的小豆蔻同出一族，属于姜科（Zingiberaceae）。

就在昨天，生姜告诉我，它现在已经成为当下最受人们喜欢的蔬菜。

"每个人都想要我，每个人都在用我，甚至将我放入意大利面。但我希望人们冷静，其实我并非适合所有人。"

生姜除了带有使味觉敏感的人无法接受的一点点辛辣味之外，与所有的根茎类植物一样，它非常腼腆，总是很安静。不过，如果你们阅读过有关生姜的科学文献，就会发现它具有止吐、抗氧化、抗肿瘤以及改善胰岛素抵抗和代谢综合征带来的影响的重要作用。此外，体外试验的结果显示，生姜具有良好的抗炎和抗抑郁功效。

生姜如此强悍，因此，你们一定要谨慎吃它，以非常小的分量为宜。如果用于烹饪，1汤匙姜末或姜丝即可；如果搭配冷盘生食，1茶匙就足够。

菊芋，可溶性膳食纤维的含量冠军

菊芋是菊科（Asteraceae）植物，是我的另一个很幽默的养兄：它看起来像个土豆，但它比土豆含有更多的膳食纤维和更少的淀粉。

它的味道和洋蓟的很像，事实上，它与洋蓟同属于菊料家族，家族中还有刺苞洋蓟、莴苣、菊苣、苦苣、向日葵。

菊芋稳坐可溶性膳食纤维联盟的头把交椅，它含有极其丰富的菊粉，这可是我们的乳酸杆菌和双歧杆菌朋友最喜欢的可溶性膳食纤维。让我们用一个食谱来完美结尾，主角当然是我营养学家族的兄弟 —— 菊芋，它能够暖胃，令肠道细菌产生更多珍贵的短链脂肪酸。

用菊粉炸弹开战

菊学糊配生姜、核桃仁可供4人食用。

取500克洗净的菊芋。

菊芋多结，外形参差不齐，因此清洗起来相当麻烦：将其浸泡10分钟左右，去除表面的泥土，然后用果蔬清洁刷将其洗刷干净，用削皮刀削去表皮，即使没有削干净也无须担心：

没削干净的话，只会有一些额外的纤维留在菜里，虽不太美观，但更健康。

将洗净切好的菊芋、200克处理好的土豆块、一小撮盐、1茶匙生姜末和2汤匙特级初榨橄榄油放入厚底锅中。

开中火，将蔬菜翻炒几分钟，倒入大约1升蔬菜汤，煮沸。如果你想得到蔬菜糊，就多焖一会儿，或转小火煮大约40分钟，蔬菜会变得非常柔软。

用盐和胡椒粉调味，放入食物料理机搅打成泥，待其稍稍冷却。

装入碗中，淋几滴芝麻油，撒一点儿核桃仁（一人几个核桃的量），用来装饰。核桃仁要提前在平底锅中略微烤一下 —— 切勿烤焦！然后用手将核桃仁揉碎，撒上去。

15 吃点蘑菇，你的情绪会迅速变好
菌菇类和其他蔬菜的超能力

就在我写这关于蔬菜的最后一章时，我收到了一封抗议信，落款是庞大好战的"**其他蔬菜工会**"（SAV）。

按照与编辑的协议，为避免未来出现法律纠纷，我将此信的内容全文转载如下。

停止蔬菜歧视!

我们"其他蔬菜工会"，汇集了以下签名，对作者斯特法诺·埃尔泽戈韦西和出版社责任人安东尼奥·瓦拉迪，决议改变蔬菜工会关系框架这一行径提出正式和强烈的抗议：

沙拉菜、红菊苣、洋蓟、刺苞洋蓟、茄子、辣椒、番茄、黄瓜、茴香、芹菜、蘑菇、豇豆、荷兰豆、南瓜和西葫芦。

本月1日，在缺少以上签名工会组织成员的授权下秘密召开了涉及果蔬王国的重组且需达成并签订全国协议的原属规定议程上的会议，秘密会议无视工会关系的透明度和公平性，严重损害了相关蔬菜的权利。此前我们的工会组织一直致力于为其他蔬菜寻求保障，但此次会议却直接将其他蔬菜排除在外。抛开重组可能带来的歧视风险，秘密召开会议这一行径已经引发了不少质疑之声，我们迫切要求公布更多的细节来澄清和说明。

❶ 比起大葱，洋蓟更有益于健康：**洋蓟富含可溶性膳食纤维和不溶性膳食纤维，对肝脏和心脏都有好处。**洋蓟还含有丰富的多酚类抗氧化剂，具有公认的健脑、抗癌功效。这些多酚类抗氧化剂有芦丁、槲皮素、水飞蓟素和没食子酸等。

❷ 或许我们可以比较一下芸薹与番茄。番茄拥有绝妙的健康因子，是名副其实的**地中海饮食中的主角，富含四种最重要的类胡萝卜素**：α-胡萝卜素、β-胡萝卜素、叶黄素和番茄红素。研究人员早就在国际科学期刊上发表过有关番茄抗抑郁、改善动脉微循环作用的文章。除非你们假装不知道，不然怎么会对番茄的益处视而不见？

❸ 不过，对待我们的蔬菜伙伴 —— 菌菇类家族，你们假装无知的伎俩十分蹩脚。**菌菇类**家族中的成员数不胜数，能够有效**抗抑郁、抗氧化、抗癌**，全世界各地的传统食物中都有菌菇的身影，它所具有的神奇功效已在国际著名期刊的科学文献中得到证明。

我们将采取相应和适当的对策，反击这种傲慢的行径。

同时，我们责成作者埃尔泽戈韦西和出版社负责人瓦拉迪起草一份关于其他蔬菜的健康性和正确使用方式的正式声明。

作者和出版社负责人的回信：

尊敬的其他蔬菜工会：

我们丝毫没有贬低其他蔬菜的意思，至于歧视，更是无稽之谈。事实上，我们很喜欢这些蔬菜，总是在餐桌上见到它们的身影。本书从地中海饮食中的植物性食物出发，鉴于有些蔬菜平时就很少为人谈起，获得的关注不多，故而本书中很少涉及。简而言之，我们本想给这些"其他蔬菜"一些出场机会，奈何本书篇幅有限，无法一一提及。

在未来的出版物中，我们会大范围涉及这些蔬菜。其实本章已经囊括了许多"其他蔬菜"的信息，例如基本描述、食用提示和美味食谱。我们还特别邀请到了你们的代表之一 —— 蘑菇博士。

蘑菇博士的话

大家好，我是蘑菇博士。虽然我是菌菇类引以为傲的代表，但从严格意义上说，我不是蔬菜。原因有以下几点。

• 与自养植物不同，它们能利用水、矿物质和阳光自行生产食物，而我没有光合作用的能力，所以我是异养植物，也就是说我需要其他生物提供营养素，就如同你们以及其他动物从外界获取养分。不要诧异，尽管你们已经发明了飞机和手机，但你们仍然属于动物的范畴。

• 我没有分化的组织，也没有循环系统；因此，与你们动物和我的植物伙伴相比，我的结构简单得多。

• 我有自己储存营养的方式。我以糖原的形式储存糖分，就像你们动物一样，不像植物那样储存淀粉。

• 有趣的是，我的细胞壁不像植物那样由纤维素构成，而是由甲壳素、壳聚糖和葡聚糖构成，但这些多糖无法被你们体内的酶消化。在某些情况下，壳聚糖可以在肠道中捕获一些游走在食物中的会影响肠道吸收的胆固醇和其他脂肪类物质；葡聚糖可以降低血糖峰值，并为肠道中的乳酸杆菌和双歧杆菌提供丰富的食物。如此一来，肠道菌群就会向大脑发出快乐的信号。

鉴于上述理由，以及我将要陈述的其他几点原因，显而易见，我就是你们珍贵的健康盟友。

• 我是硒元素的良好来源。硒是一种参与许多与抗炎、抗氧化和抗衰老的作用相关的细胞反应的矿物质。

• 我富含膳食纤维。因此，我能帮助你们降低胆固醇，并保持大、小动脉清洁、顺畅。

• 我是独一无二的抗氧化食物之王，因为我拥有多种化学物质类型不同的抗氧化剂。

我和植物朋友相处得如此融洽的原因在于我们互相帮助、彼此照应。

除了作为抗氧化剂，我们中的一些成员，如香菇（原产于亚洲的中国和日本，但你们在意大利也很容易找到它们）还是强大的免疫力增强剂，可以预防某些癌症（如乳腺癌）。

不过，你们需要注意，我们真菌很喜欢生长在肮脏、腐烂的东西上，正因如此，我们体内有可能累积重金属和其他污染物。因此，在购买时，一定要问清楚我们的产地；如果有疑问，那就购买有机种植的菌菇。

最后，我们要给你们留下一段难忘的回忆，以彰显我们无比强大的健康属性。下面的文章中有一个做法简单但极其美味的酱汁配方，名为法式蘑菇酱（Duxelles），这是我们从一位法国朋友那里学到的，用以纪念18世纪法国的元帅——于格塞尔（Uxelles）侯爵。

如黑白色般百搭：法式蘑菇酱

当你想为一道简单的菜肴增添风味时，可以使用法式蘑菇酱。例如，增加意大利面或白米饭的风味，或给蔬菜提鲜。法式蘑菇酱和烤肉汁、生火腿、帕尔马干酪一样，带有浓郁的美味蔬菜（例如蘑菇和熟番茄）的味道。

如果你们愿意，可以将其作为馄饨的蘸料或煎蛋卷的装饰。

可供4人食用。

准备700克混合蘑菇。最好以种植菌菇为基料，如蘑菇、平菇或口蘑。搭配一些更有风味的菌菇类为辅料，如浸泡过的干香菇、牛肝菌（新鲜或干的）或新鲜鸡油菌。

其他配料：1汤匙杏仁酱（由100%去皮的杏仁制成）、1汤匙特级初榨橄榄油、4汤匙火葱碎、1汤匙新鲜百里香碎、50毫升干白葡萄酒。根据个人口味，加入适量的盐和胡椒粉调味。

清洗蘑菇，用刀切成0.5厘米见方的小碎块（不必用尺子测量）。

将橄榄油和杏仁酱放在一个大平底锅中，中火加热，使其中的部分水分蒸发。待杏仁酱完全熔化，和橄榄油混合均匀，不结块、不变色。

加入火葱碎、一小撮盐和胡椒粉；炒至火葱碎变透明状。加入菌菇块和干百里香粉。如果用新鲜百里香碎，在关火后加入即可。

继续翻炒，大约5分钟，菌菇就会出水。

转大火，加入干白葡萄酒，翻炒，使酒精挥发。

转小火，再煮5分钟，直到酱汁变成棕色并呈黏稠状态。

收汁时，可以根据喜好在搅拌的同时加入少许酱油，使酱的味道更鲜美。

待凉后，可以根据个人喜好随意搭配其他食材享用，也可单独食用或作为配菜。

如果时间紧迫，可以直接用炒菜机炒酱。

向其他蔬菜致敬：食用量和简单的食谱

我们信守承诺，言出必行。此前，我们已向"其他蔬菜工会"保证过，会为你们提供涉及的蔬菜清单和食量。涉及的蔬菜有：沙拉叶菜（所有种类）、洋蓟、刺苞洋蓟、辣椒、番茄（去皮番茄或番茄沙司）、黄瓜、茴香、芹菜、蘑菇、豇豆、荷兰豆、南瓜、西葫芦。

食用量：生食的话，为80克；煮熟食用的话，则为生重160克。

在下文中，我们提供了3份有关其他蔬菜的简单快捷的食谱，以丰富第一道菜、第二道菜和沙拉的内容。

• 玛塞拉·哈赞（Marcella Hazan）番茄酱。玛塞拉·哈赞是一位杰出的厨师，传承了正宗意大利美食的精髓，不仅意大利的，许多其他国家的厨师也从他身上受益匪浅。

• 你们这一生吃过的最味美、最具革命性的炒（煎）西葫芦片。

• 腌甜椒，简单快捷、适合生食、易消化。

为意大利面增色，
只需要这世上做法最简单却最美味的元素

番茄酱配烤蔬菜

此食谱旨在向玛塞拉·哈赞致敬。

可供4人食用。

准备1千克熟透的番茄。将它们在沸水中泡1分钟，放入冷水冷却后捞出，去皮并切成小块。也可以使用两罐去皮番茄罐头，同样切成小块。

其他配料：4汤匙特级初榨橄榄油；洋葱碎、胡萝卜碎、芹菜

碎各4汤匙。适量盐和糖。

加热平底锅，锅热后，放入4汤匙橄榄油、少许洋葱碎、一小撮盐和糖。

大火加热，不停翻炒，直到洋葱呈现淡金黄色。

加入芹菜碎和胡萝卜碎，持续用大火翻炒，使得蔬菜与油混合均匀。

加入番茄块和一小撮盐，翻炒均匀，转小火。

如果使用新鲜番茄，开盖炖20分钟；如果使用罐装番茄，开盖炖40分钟。

偶尔搅动一下（防止粘锅底），在关火之前，加适量盐调味。

要互爱，而不要互斗
用炒西葫芦片发起一场美食革命

如果除了蘑菇外，我们还让西葫芦发言，它肯定会告诉我们："请正视我的尊严，不要把我变成你口中的油爆西葫芦——那种柔软又带着煳味的东西。"

为此，我们在这里分享一个烹饪技巧——用里昂锅烤蔬菜，这是我从米兰的若亚（Joia）餐厅我的烹饪老师彼得罗·里曼（Pietro Leemann）那里学到的。

这个技巧可以彻底改变吃进嘴里的蔬菜的口感，不仅适用于西葫芦，也适用于其他蔬菜。不过，其他蔬菜不包括番茄和其他酸性蔬菜，因为这些蔬菜在铁锅中加热时，会产生令人讨厌的金属味。

纯铁里昂锅是最理想的烹饪厨具，使用厚度至少为5毫米的铸铁锅或不锈钢锅也可以。

现在，我们可以着手做这道具有革命性的炒（煎）西葫芦片了，它味道清淡且鲜美无比。

把西葫芦洗干净，在水中浸泡10分钟左右，以去除表皮上的泥土和其他污渍。切除两端，再将西葫芦纵向切成4个长条。

一只手完全展开，放在其中一块（一共4块）西葫芦的皮上，以防切到自己的手，沿着切好长条的整个纵长，依对角线（45°）斜着切开。这样，就可以去掉水分充盈、满是籽、味道较差的部分——西葫芦瓤。不过，西葫芦瓤可以用来做汤、酱料、馅料或素汉堡包。最贴近皮的部分用来做菜，味道最香。

然后，将西葫芦条切成2～3毫米厚的小片或0.5厘米见方的小块，放入烧得很热、足够干燥的里昂锅里。让西葫芦在热锅里烘烤一分钟，不要翻动，这样它们会失去一些水分，但汤水不至于沸腾。接着再用木铲或硅胶铲翻动它们。要相信自己的鼻子，如果开始闻到焦糖味（最好不要闻到这种味道！），就多翻炒几次或调低火候。我们也要相信自己的眼睛：蔬菜的颜色应始终为漂亮的翠绿色，绝不能呈现出暗绿色、灰色或褐色，这种翠绿色的蔬菜才更美味。

加入一撮盐，使蔬菜失去更多水分，味道变得更醇厚。紧接着，充分翻炒它们（锅内始终保持干燥）。

当你们闻到一股类似烤面包的微妙香味，并且西葫芦表面略微变脆时，关火，在锅中加一瓣压扁的大蒜，继续翻炒，丢弃大蒜，淋上特级初榨橄榄油（只有当我们想让菜肴的味道更纯正时，才会使用芝麻油或高油酸葵花籽油）。

最后翻炒几下，静置片刻，盛出，装盘（注意，铁锅相当重；你们可以找人帮忙，一定要用两只手握住锅柄）。

根据个人喜好加入香草（我喜欢用罗勒叶或薄荷叶搭配西葫芦，经典的欧芹叶也很搭配），搅拌均匀。

让我们享受西葫芦的原汁原味；当然，把它加到其他食物中也是个很不错的选择（它和意大利面搭配食用，味道好）。

这道菜整体颜色很漂亮，味道鲜美，口感柔和，而且不油腻。

快捷、美味、易消化
饭后零食：腌甜椒

分量为每人1/4个，黄甜椒或红甜椒。

取甜椒，洗净并擦干表面水分。将其固定在案板上，左手稳稳按住它（默认你们是右撇子，反之则用右手），用削皮刀把茎切掉。注意，不要割伤自己。

用削皮刀将甜椒纵向切开 —— 它的褶子就是天然的切割线，沿着褶皱切，就能得到1/4个甜椒。去籽，再用削皮刀去除褶皱内部的白色部分 —— 虽然这些部分富含纤维，但味苦且不易消化。快速冲洗，以去除所有残留的籽。

用削皮器将每1/4块甜椒去皮，得到一个干净、光滑的切面，因为这样看起来更漂亮、口感更好，最重要的是，不容易氧化。将去皮的甜椒切成0.5厘米厚的条，再将甜椒条切成边长约0.5厘米的小方块。把所有甜椒块放在一个碗中，加入一个指节高度的米醋（应充分接触甜椒块，但不要完全覆盖）、一小撮盐和一瓣压扁的大蒜。用汤匙搅拌均匀，腌制15分钟，如果天气炎热，可以放在冰箱冷藏室里。

将甜椒块沥干并擦去表面水分，加入1茶匙罗勒叶碎混合均匀。这样一份腌甜椒就制作完成了。它可以用来调味，搭配你们喜欢的一切食物：冷意大利面、托斯卡纳面包沙拉（Panzanella）或混合沙拉。

也许你们已经提出异议："怎么会是生的甜椒？我3天才能将它消化！"无论如何你们都应尝试一下：通过去皮、腌制等一系列处理后，那些不易消化的物质就会离你而去了。

16 谷粒让你拥有头脑和智慧
全谷物的超能力

大家好，我是全谷物。我知道，你们首先联想到的是："啊，原来是白米饭，只有在生病的时候或在食堂才会吃的东西。"

而我的孪生兄弟白米对此毫无怨言。它在默默奉献中体现自己的价值，虽然碾米的过程剥夺了它重要的营养成分，但它仍养活了全世界不计其数的人。

如果你们能善待我们全谷物家族，不再那么挑剔，我们就能展现我们的真正实力。

我们的大家族

我们米类家族成员多种多样、五颜六色，有糙米、红米、维纳斯黑米等几千种。而且我们一直在我们兄弟 —— 去壳法罗小麦、去壳大麦、去壳小米、去壳燕麦、去壳荞麦、黑麦粒或黑麦粉、全麦粒或全麦粉、几千种全麦面包、布格麦、全麦古斯米、全麦意大利面、混合全麦波伦塔①（50%玉米加50%荞麦面）、比措琪里面（Pizzoccheri）、藜麦、高粱、苔麸等——的陪伴下满足你们的各种口味。

我们拥有丰富的健康特性，为了让你们更好地了解我们的品质，我来讲一下制作我们的过程。

我们的小小解剖学

我们的营养之所以如此丰富，是因为我们体内有我们出生、生长和成熟所需的一切。

以下是我们解剖结构的主要组成部分，结构和卵生动物的胚胎很像。

● 胚芽，和鸡蛋的蛋黄一样含有极其丰富的必需脂肪酸、溶解脂肪的磷脂、维生素E和叶酸，几乎囊括了植物成长所需的全部营养。

● 胚乳，是一个能量储存库，能量以淀粉的形式存在。在我们小的时候，它是我们生长的必需品。

● 胚芽和胚乳周围有一层包膜，即糊粉层，它富含对发芽有重要作用的可溶性膳食纤维、维生素、矿物质和酶。发芽是成熟的伊始。

● 再外层是麸皮，这一层由坚硬、紧实的不溶性纤维构成，使我们免受大气因素的影响，更通俗地讲，能够让我们不受外界恶劣环境的侵害。

你们知道我们谷粒对氧气和紫外线有如此强大的抵抗力的秘密吗？在麸皮超细的纤维中，有非常丰富的多酚类抗氧化剂。因此，你们必须把我们整个吃掉。

---

① 波伦塔是一种意式玉米粥，是把粗玉米粉煮滚后制成的食物。"波伦塔"本身是一个音译词，亦可译作"玉米粥"或"玉米糊"。

那么，现在你们明白了为什么即使我们没有成熟，也是许多营养素的集大成者，我们囊括了以下几种营养素。

- 膳食纤维，包括可溶性膳食纤维和不溶性膳食纤维。

- 良好的植物脂肪。

- 维生素E、B族维生素和蛋白质。

- 多酚类抗氧化剂。

- 矿物质，如磷、锌、镁。

- 微量营养素，如锰，它很少被提及，但对骨骼的健康、脂肪和碳水化合物的代谢及钙的吸收非常重要。最重要的是，锰是大脑和好心情的朋友：它是一种必不可少的辅助因子，影响神经元和神经胶质细胞的功能以及神经递质的合成和代谢。

而获得这一切的前提是，**吃全谷物**。通俗地讲，全谷物就是仅去除谷壳或糠（较硬的纤维质外壳）的完整谷粒。

除了糊粉层含有珍贵的营养物质外，吃完整的、未精制的谷粒还有一个重要动因：减轻所谓的"**血糖负荷**"。接下来，我们将在下面的文章中专门讲述这个问题。

大脑与摇滚：血糖负荷

无论我们吃什么，身体都能"感觉"到，并以复杂机制实时做出反应，就像身体对激素的反应一样。

我们身体的"感觉"极其精细：它不仅能根据营养物质的类别（如碳水化合物、蛋白质或脂肪）做出反应，而且能根据特定类型的营养物质做出不同的反应。

如果我们吃了煮得过熟的白米饭或精制白面包，身体将会怎样？

糖会被身体迅速吸收，血糖水平突然升高。这就是所谓的"高血糖负荷食物"，如白面包、糖和所有糖果、含糖饮料、所有由精白面粉制成的工业烘焙食品（无论甜味的还是咸味的）、白米饼（是的，没错，"非常健康"的白米饼！）、炸过或煨烂的土豆、香蕉等，对身体造成的影响。

血糖飙升的同时会快速催生胰岛素，因为身体知道血液中如果有太多的糖会对身体造成伤害。问题是，短时间内产生大量的胰岛素往往会导致血糖快速地降低，在"血糖摇滚乐"中进行一系列振荡式激素反应（就像我们在一条本可以安全直行的道路上驱车进行"之"字形漂移）。

这种"摇滚"带来的最令人焦虑的结果是什么？减肥更加困难；进食后一小时左右会莫名感到疲惫、无精打采、犯困；进食后几小时内又饿了。总的来说，我们会感觉身上有点儿痒：不是什么严重的问题，但就是无法保持平静和专注。

如果任由这种情况持续下去（几个月或几年），由激素波动引起的慢性炎症会悄无声息地侵蚀我们的身体，增大患上心血管疾病、2型糖尿病、某些癌症、神经系统疾病，以及焦虑症和抑郁症等世界公认的慢性疾病的风险。

相反，如果我们吃的是一盘糙米、一盘法罗小麦配小扁豆或一碗蔬菜汤，又会如何？糖的吸收会缓慢、平和。以下是一些所谓的"低升糖食物"，就是更有利于血糖稳定的食物：全谷物、正宗全麦面包、煮得偏硬的硬质小麦面条、除土豆外的所有蔬菜，以及某些水果。从广义上说，就是所有未被精加工的食物。

> 试一试不同的低血糖负荷饮食，我们会高兴地发现，我们吃得更饱，吃饱后也不会"食困"，更不需要通过喝咖啡来提神醒脑、集中注意力——当然，如果我们喜欢喝咖啡，完全可以喝，只是不再为了它具有的"兴奋剂"作用。

分量和烹饪技巧

接下来，让我们看看吃多少分量，可以让你们获得最佳的身体和精神状态。

如果是意大利面、玉米粥或谷物粒，那么，生重为60克，煮熟的话，150克最合适；如果是面包，则为70克。

如果认为用秤量取很麻烦，可以按食物体积计算，使用前文中提到的可靠的量杯，装够半杯即可。当然，为了节省时间，你们可以一次性煮多些，然后将其储存在冰箱里。

明确了食用量后，把你们的餐具伸到盛放我们的容器中，搭配盘里美味、便捷的菜肴，然后尽情享用。

在下面题为"空手道食物：如何烹饪全谷物食物"的文章中，讲述了关于最简单、最美味的全谷物食物的烹饪技巧。

空手道食物：如何烹饪全谷物食物

当我想到糙米时，脑海中浮现出绍罗·里奇（Sauro Ricci）慈祥和蔼的面孔，他是米兰若亚餐厅的厨师兼若亚烹饪学校的教学主任，他在一次讲座中告诉我们:"法罗小麦是需要力量和耐力的百夫长的最爱;大米是需要快速和精确补充基本能量的空手道运动员的最爱。"

那么,以下两种主要的烹饪方法中的任何一种都可以为我们的大脑在任何场合下储备充足的、最喜欢的"燃料",让其始终保持快速、精确和集中运转的效能。

ⓐ 传统锅煮法 —— 如果时间充裕,并且想精确掌握大米的烹饪状态。

选择300克上等有机糙米(可以分5个餐盒装,每份60克,以满足每周5个工作日的需求)。放入一口大锅里,洗净:加水没过糙米,用手淘米,使米粒相互摩擦以去除杂质、变得干净。

倒掉含有杂质的淘米水,然后加水没过米粒,淘洗直到淘米水中没有杂质:洗2~3次就够了。你们可以在这段时间内充分体验正念减压(mindfulness)、放松和专注的过程。

如果你们认为我疯了,可以来我的厨房,和我一起淘米。这些年来做过这件事的人,无论年龄、文化水平或所患的疾病(以及身体或精神如何),都会拥有片刻专注而轻松的回忆。

如果你们时间紧迫,快速冲洗就行,只需要去除杂质和残留的谷糠(谷物的纤维部分);如果连清洗的时间都没有,那就选择经过机器清洗的大米,直接把它倒入锅里加水煮。

谈到水,我推荐东方国家的吸收式烹饪法,通过这种烹饪方法,水全部被大米吸收,不需要再沥干。吸收式烹饪法有两个优势:一个在于味道(我们可以随心所欲地进行调味,例如在水中加入姜汁、小茴香籽或柠檬皮）；另一个在于营养（水中的矿物质和米饭中的B族维生素得以保留）。

有个以体积为基础的实用量取方法：大米与水的体积比为1∶2，即每一体积（例如1杯）的大米搭配两体积（2杯）的水。

把沥干的温米放在厚底不锈钢锅里，用大火烤几分钟（直到闻到一种类似面包皮的香味），然后倒入量取好的水。加入一小撮盐（每450克米最多放1克盐，无论如何，少总比多好），煮沸。

转小火，盖上锅盖，煮大约40分钟。

传统锅煮法的优点是，我们可以在煮饭时品尝米饭：当口感合适、米粒柔软但没有烂熟（仍保持碾米脱粒后的状态）时，就可以关火。如果这时仍有水分未被吸干，可以将米饭铺在烤盘上通风、冷却。

如果时间紧迫，可以待盛有米饭的锅自然冷却或将其放置于冰箱内（如果锅的体积大，可以将米饭放在一个食品容器里，最好是玻璃的或不锈钢的）。

现在奖励自己一口刚做好的温热的米饭：充分咀嚼它，感受这样一种如此平常的食物（毕竟是煮熟的、没有调味的米饭）的美妙滋味（只要用心去准备）。

如果想更好地享用它，可以在米饭上面放一撮芝麻盐（我们会在第166页详细介绍芝麻盐），闭上眼睛享受这温馨时刻，在咀嚼米饭之前先在嘴里含一会儿。

ⓑ 高压锅烹饪法——节省时间的好方法。

使用传统锅煮法时的技巧仍适用于高压锅烹饪法，但大米与水的比例要改变：即每1体积米放1.5体积水（如果追求效率，可以记倒2杯米加3杯水）。

将洗净并沥干的大米放入高压锅，并将量好的水和一小撮盐加进去。有了高压锅，就无须烘烤了。

煮沸，盖上锅盖。从传统高压锅发出哨声或新式高压锅信号灯亮开始，转小火，煮20分钟；如果是谷粒较粗的品种，如卡纳罗利米（Carnaroli），则要煮25分钟。

关火，静置片刻。待高压锅冷却，锅内压力值降到零，就可以打开锅盖。

盛出，享用（方法同上）温热的米饭，把吃剩的米饭放入冰箱保存。

我们应如何吃糙米呢？以任何我们喜欢的方式：简单淋点儿芝麻油；搭配一大份应季蔬菜吃；与几汤匙豆类一起做成拌饭食用；就着肉汤吃；回炉做成馅饼；作为冷拌沙拉。释放你的想象力，根据季节变化尝试不同的食材搭配。

抗性淀粉的魔力

如果你们的厨房中没有全谷物食物，那么，在博大精深的地中海传统烹饪方法中有一个挽救之法，可以降低菜肴带给你们的血糖负荷。更重要的一点是，这一方法还能大量产生友好的肠道细菌最喜欢的食物之一：抗性淀粉。

何为抗性淀粉？它是一种较硬的淀粉，可以说是坚硬面包屑中的淀粉结晶(回生淀粉），存在于某些谷物中，而你们体内的消化酶无法消化它。

抗性淀粉到达结肠时还处于未消化状态，会发酵并滋养许多最健康的菌种，如乳酸杆菌和双歧杆菌。这样做的话，你们吸收的能量更少，而对我们的小伙伴而言，则意味着多了一种食物。

抗性淀粉不仅存在于谷物中，几乎所有的全植物食物都天然含有少量抗性淀粉。不过，在烹饪中有一个诀窍，可以使抗性淀粉的含量大增：**冷却食物**。加热或冷却食物，都会产生抗性淀粉。

因此，尽情发挥你们的想象力，制作冷米饭或意大利面沙拉、冷土豆沙拉或者更简单地说，处理剩菜，你们可以把它们放进冰箱，然后在接下来的几天里食用它们。

有机酸（例如醋）是我们谷物的朋友。它可以降低血糖负荷、增加菜肴中的抗性淀粉。这里，让我们为托斯卡纳传统美食 —— 托斯卡纳面包沙拉开绿灯。我们吃这道菜并非因为贫困，而是因为这道菜富含各种对大脑有益的营养物质。

抗性淀粉、可溶性膳食纤维、抗氧化剂：
永远经典的托斯卡纳面包沙拉

很难想象做法如此简单的一道菜，竟然含有这么多营养物质，能帮助人体对抗肠道有害细菌和大脑中的慢性炎症。

让我们进入厨房，开始工作吧。

4人份的食用量：600克成熟的番茄、400克非新鲜的硬面包（最好是托斯卡纳面包，不过，其他种类的剩面包也可以，如果是全麦面包则更好）、1个中等大小的特罗佩阿红洋葱、1根中等大小的黄瓜、20片罗勒叶、足量米醋和特级初榨橄榄油、2汤匙塔贾斯卡（Taggiascia）橄榄丁、1汤匙盐渍潘泰莱里亚（Pantelleria）刺山柑、盐、胡椒粉和适合个人口味的香料（如干百里香或干夏季香薄荷）。

烤箱预热到200℃，将面包切成薄片（约0.5厘米厚），铺在烤盘上，放入烤箱烤约15分钟（应呈褐色，且不至于烤煳）。烤箱会赋予面包焦脆的口感。这样烤过之后，菜肴中不会出现"泡软的面包丁"。

从烤箱中取出面包，待其冷却，切成丁（约0.5厘米厚，但像往常一样目测即可，无须用尺子测量）。

将面包丁倒入一个大汤碗里，倒入半碗水和半碗米醋，混合均匀。你们自行决定和把控面包的质地和味道——偏湿还是偏干，偏软还是偏硬，以及酸度高低。

我建议你们分批次浸泡面包，每个批次要间隔几分钟，与此同时，准备蔬菜。

在另一个碗中倒两个指节高的水和同样分量的米醋，混合均匀。清洗洋葱，将其切成非常薄、近乎透明的丝，放在碗中浸泡大约20分钟，这样洋葱味就不那么强烈了。将洋葱中的水分挤出，放在一旁备用。

将黄瓜两端切掉、去皮，横向切成两半，然后纵向切开，沿45°角斜切去瓤，因为黄瓜瓤含水又略带苦味。将处理好的黄瓜切成几毫米厚的片。将番茄切成边长为0.5厘米的丁，同时决定如何处置

138

番茄皮和内部的汁水、籽：如果想做得更清爽，就留下番茄所有的部分；如果想做得更甜、更精致，就先将番茄焯30秒去皮，放入冷水冷却，再将其切成4份，去除内部的汁水和籽。将沥干水分的洋葱、番茄、黄瓜和浸泡好的面包丁放在一个碗中，将罗勒叶切碎，放在碗中混合均匀。

轻轻搅拌（如果不介意，可以直接用手搅拌，最好戴上一次性手套），一点一点地加入准备好的塔贾斯卡橄榄丁和刺山柑（提前脱盐、粗略切碎即可），直到沙拉口味适宜。

将托斯卡纳面包沙拉放在冰箱冷藏约1小时。

从冰箱中将其取出，用盐、胡椒粉、干香草和大量特级初榨橄榄油调味。根据自己的口味，适量放醋。

静置大约10分钟，搅拌一下就可以享用了。

现在你们已经知道了我们谷物的秘密，那么就准备好去认识我们最好的朋友吧！它们含有极其丰富的抗性淀粉、膳食纤维和其他多种营养物质。最重要的是，就蛋白质含量而言，它们远胜我们一筹。在这个方面，我们谷物和它们是孪生兄弟（它们拥有我们谷物没有的氨基酸，反之亦然，我们拥有一些它们没有的物质，故而我们成就了彼此）。

它们是我们最喜欢的伙伴 —— 豆类。

17 想保持敏锐的头脑，那就吃豆荚
豆类的超能力

大家好，我是豌豆。

我们豆类很敏感。此刻，我已经发现你们脸上流露出的一丝讪笑——"啊，啊，多么可爱的豌豆，女士们的最爱""啊，啊，正如但丁所言，你吃了豆子，屁股上就会多出一个喇叭"。

笑吧，尽管笑，傲慢无礼的人类！因为你们无知的嘲讽，以及其他许多原因，作为一个团结的大家庭，我们豆类决定在此发表一篇宣言。

反对歧视豆类的宣言

全人类应当承诺：

• 创造一个包容的生活环境，彼此尊重、行事宽容、相互接纳。不以"穷"和"臭"等带有歧视色彩的字眼来形容豆类。

• 鼓励豆类与家庭，特别是与家中的孩子对话，以应对学校食堂内可能出现的歧视情况。杜绝学校午餐结束后垃圾桶内满是整盒豆类食物等现象。

● 对家庭、食堂和餐馆的厨师进行专业培训，让他们提供健康、味美的豆类菜肴。

● 消除对豆类的偏见，从根本上驳斥仍广泛流传于大众口中的虚假信息，如"豆类使人发胖""豆类让人肚胀""豆类令人反胃""豆类有毒""豆类含有劣质蛋白质、不完全蛋白质"。

● 注重蛋白质摄入的多样性，停止过度消费动物产品，均衡饮食。例如，让豆类食物与全谷物食物适当搭配，这种组合中的蛋白质完整且健康，更适合日常食用。

所有豆类都应承诺：

通过适度浸泡，以恰当时长进行烹调并与地中海饮食中的蔬菜、香料和其他调味品适当结合，来充分满足人类的味蕾，最重要的是，保障人类的身体和精神处于最佳状态。

还有一些肺腑之言：

所有的豆类天性都很腼腆。毫不夸张地说，每天食用豆类有助于预防常见的慢性病。不仅如此，我们豆类还能让你们心情更愉快、活力四射。

为了让你们了解我们的能力，接下来，我为你们介绍小扁豆姜汤。

小扁豆姜汤

选择200克优质干小扁豆，最好是意大利的（产地的气候、水、土壤都会对扁豆的品质产生影响，我认为意大利的豆类是最美味的）。

我很喜欢产于翁布里亚大区（尤其是卡斯特卢乔地区）的小扁豆，它小巧玲珑、更易煮熟，而产于普利亚大区的扁豆则更大。

将小扁豆倒在铺有烘焙纸的烤盘上，拣出藏在里面的碎石或土屑。手眼并用、逐一找寻的方式是必要的，因为碎石硌牙，影响喝汤的体验。

一般来说，直接从农户那里购买的话，你们需要仔细地把小扁豆里的土屑、石子清理干净；而对于精心包装过的工业食品，你们可以略过这一步骤，因为它本身足够干净。

将小扁豆倒入一口大锅，倒水覆盖小扁豆。好好给它们揉搓按摩，除尽所有杂质和泥土等残留物。正如上一章中清洗大米一样，清洗豆类也是一个减压和放松的绝佳方法；对头脑和心情而言，你们花的这3分钟不仅不是损失，反而是收获。

将干小扁豆浸泡几个小时。时间长短取决于小扁豆的大小：个头较小的甚至不需要浸泡就可以煮，个头较大的至少需要浸泡6个小时。

锅内倒入少量（1汤匙左右）特级初榨橄榄油和少许水，加入一小撮盐。2个蒜瓣压扁，2片桂叶和5～6汤匙混合蔬菜（内含胡萝卜、洋葱、姜，应提前切成约0.5厘米的小块放入锅中翻炒）。

你们如果想丰富整体味道，可以再放入一些蘑菇——鲜蘑菇或泡发好的干蘑菇都可以。

小扁豆沥干，放在锅中，像准备烩饭那样烘烤一下。烘烤几分钟后，取出蒜瓣，在小扁豆烤熟时加入一些煮沸的蔬菜汤（沸水也可以），用量自行决定：如果想喝汤，就加足量的汤或水，这样，还可以作为小扁豆意大利面或烩饭的配料；如果想让小扁豆口感更紧实，比如说搭配炒菜一起吃，那就少放些水，让汤汁少一些。

煮到一半时，根据个人喜好，加入香料。我喜欢阿魏粉（名字听起来有些奇怪，它是一种印度香料，有类似大蒜的气味，不过，比大蒜更甜、更细腻）或印度藏茴香籽（个头小、有很浓的香气）；也可以加一小撮辣椒粉或姜黄粉。注意香料的使用量：汤的主要味道应该是小扁豆的味道，而不是香料的味道，所以使用香料一定要慎之又慎。如果没有把握，记住少放总比多放好。

继续烹饪，始终用非常小的火煨小扁豆。煮至小扁豆变软（但不是烂熟的），撇掉月桂叶，用盐和胡椒粉调味，并根据个人喜好加入香料（经典的欧芹叶碎、罗勒叶碎都很适宜）。

始终牢记香料和香草的特性，我们将在第21章（见第180页）中深入讨论：除了胡椒和辣椒以外的香料都很腼腆，需要长时间加热才能充分表现出泼辣的个性，所以应该在烹饪开始时或中途就加入。这里再补充一些有益健康的规则，举个例子，即使抗氧化食物的烹饪时间越久越有生物利用价值，也不要因为"我在网上看到姜黄对人体很有益处"，就不问青红皂白把姜黄加到菜肴里面。这种做法会导致姜黄的营养吸收率变低，而且尝起来就像网球场上的泥土。

而香草不同于香料，除了月桂叶和迷迭香枝，其他香草都很自负。因此，撒香草的环节应该放在烹饪的最后阶段，有时甚至可以在装盘后直接撒在菜肴上。它们如同自以为是的人，一开始表现得很好，但随着时间的推移，它们就会失去耐性，逐渐褪色，甚至可能变得有点儿苦涩。

目光再次回到小扁豆身上——加入1汤匙番茄酱提鲜。最后，将1茶匙葛根粉用4～5汤匙水溶解，慢慢倒入锅中，用木勺（硅胶铲也可以）搅拌，直到菜肴变稠。这样一来，汤汁和主要原料就合二为一、相互融合了，尝起来就如天鹅绒般丝滑。请记住，食物的质地会极大地影响我们吃东西时的愉悦感和饱腹感。

什么是葛根粉？它是一种淀粉，类似于玉米淀粉和土豆淀粉，由一种坚韧的、产于中国的植物——野葛——的根茎制成。

与土豆淀粉和玉米淀粉不同，它更有利于控制升糖指数。更重要的是，它具有非常好的碱化和强化黏膜效果。因此，如果你有任何黏膜方面的问题（如鼻窦炎、流感或胃肠炎），建议你们早上喝上一杯用开水冲泡的葛根粉（喝着可能有点儿恶心，但对身体很好，我亲自试过）。在盛出之前品尝一下，根据个人口味加一小撮盐，或者淋一点儿酱油，这样味道更鲜美。关于味道：绝没有必要在汤中添加诸如猪皮、猪骨或火腿等动物产品。虽然这是一道纯蔬菜汤，但它原汁原味，而且已经足够美味。

我们是谁，我们看起来像什么？

与我们的谷物朋友一样，我们是一个庞大且多样化的群体，能满足世界各地居民的口味。我们的家族成员有小扁豆、鹰嘴豆、豇豆、豌豆、蚕豆、黑小豆、红豆、绿豆、卡内利尼豆、蔓越莓豆、奥地利冬豌豆等。

通俗地说，我们就是豆科植物的可食用种子。

我们的显著特征是有豆荚，豆荚是一个细长的"袋子"，包裹并保护着我们。许多人在餐桌上都可以叫出我们部分成员的名字：四季豆、小扁豆、豌豆、蚕豆和鹰嘴豆。其实，我们豆科家族的成员还包括羽扇豆、花生（这两种都含有非常丰富的蛋白质）、大豆、家山黧豆、含羞草、刺槐和长角豆。

你们可能不知道，四季豆也是我们的亲戚。它们是未成熟的豆荚，但从营养学的角度上看，它们更接近蔬菜，因为它们的荚果一直很小、长不大，不像我们成年豆类需要吸收和装载营养物质。豌豆荚果也是如此，仍处于萌芽阶段，它可以与豆荚一起被食用。

下面介绍一道简单但非常美味的荷兰豆酱拌面，与意大利面堪称绝配。

荷兰豆酱拌面：用荷兰豆、西葫芦和里科塔奶酪制成的酱

这是一道简单美味的菜肴，是春季餐食的理想之选。春季万物复苏，我们的身体尤其需要绿色蔬菜，绿色蔬菜有助于肝脏健康，有利于身体排出冬天积累的废物和毒素。

洗净荷兰豆（每人份100克），如果有叶柄就要将其去掉，还要去掉侧边的纤维丝。把它们斜着切成菱形小块，1~2厘米宽即可。

将荷兰豆丢入沸腾的盐水中，大火煮5分钟，用眼睛观察颜色是否保持鲜绿色，在变色前捞出、沥干，在烤盘上摊开冷却。

准备一把火葱和一根西葫芦，切成丁。在平底锅中倒入1汤匙特级初榨橄榄油和1汤匙水，放入火葱翻炒，直到其颜色变透明（需要几分钟）。

在锅中加入煮过的荷兰豆块和西葫芦丁（每人份50克）。

煮大约15分钟，直到蔬菜开始变软，注意要让蔬菜保持鲜绿色。关火，用盐和胡椒粉调味，加入几片薄荷叶和罗勒叶（按照一人两片的量），叶子要提前切成细条。

煮面条：最好是短而薄的面条，如蝴蝶面或家庭手工意面（Casarecce①），猫耳朵面也可以。煮至品尝起来软硬适宜，捞出，沥干，放入煮荷兰豆块的锅内，搅拌均匀，再煮几分钟。如有必要，可加入几汤匙煮面水。

关火，装盘。（将里科塔奶酪软化，和特级初榨橄榄油、新鲜火葱碎及一小撮百里香粉搅拌均匀，倒在面上。）

分量是多少？

请记住吃我们的分量。如果我们是干的，则为40克；如果我们是新鲜的或熟的，则为120克。如果不想用秤，可使用量杯量取：半杯煮熟的我们大约为120克。

接下来进入核心部分，了解为什么于健康而言，你们不能没有我们。

我们算不算高营养食物？

有些愚昧的人会给我们打上"生物价值低"的标签，其实，我们是

---

① Casarecce：家庭手工意面，意大利西西里岛产的一种短、小、卷曲的意大利面。

非常有营养的食物：我们为人体提供碳水化合物、蛋白质、矿物质、维生素、大量的膳食纤维和植物化学物质，以及具有抗炎作用的生物活性物质。

我们的膳食纤维和多酚的独特之处在哪儿？与谷物不同，谷物把所有营养物质集中在外层，而我们的营养物质则均匀地分布在子叶中。子叶占豆类的绝大部分，包含豆类中所有的营养物质（如可溶性膳食纤维和抗性淀粉）。子叶是叶的性器官，被分为两半，去掉外壳后，这两部分往往会分开。

微生物群也特别喜欢我们，因为我们为人体提供了大量膳食纤维和人体无法消化的其他糖类，而这些是它们最喜欢的食物!

不过，我们说的上述这些不适用于大豆和花生，它们虽然属于豆科植物，但从营养学角度上看，它们更接近坚果。**我们豆类的脂肪含量非常低**，而且同大多数植物性食物一样，**我们完全不含胆固醇**。因此，站在营养学角度上说我们贫穷，我们无可辩驳，不过我们对你们完全无害。

谈到贫穷，我们豆类不幸地被称为"贫穷人的食物"，即低营养食物。但是有见识的聪明人都知道，我们是一类实惠又富含蛋白质的食物。这就是我们常常作为地中海传统饮食法、素食法和纯素食法中主食的原因。

我们富含优质蛋白质 —— 赖氨酸和谷物中没有的其他必需氨基酸。如果我们与谷物完美地结合在一起，就可以构成一道美味佳肴。

说到蛋白质，我想彻底澄清一下：所有的蛋白质，无论来自动物世界还是植物世界，都是由不同的"小砖块" —— 氨基酸组合而成的长分子链。

自然界中存在22种不同的氨基酸，但与植物、细菌不同，你们人类自身只能产生少数几种，而其他氨基酸（称为必需氨基酸）必须通过摄入蛋白质获得。如果只摄入某一种食物，例如我们豆类，又如我们的孪生兄弟谷物，并不足以获得足量的、所有类别的必需氨基酸。但是如果由我们同心协力共同完成一道菜，那就可以满足你们对氨基酸的需求。这就是所有营养学家都认为绝对完美的搭配应该是意大利面配四季豆、米饭配小扁豆、法罗小麦配鹰嘴豆的原因。谷物和豆类的完美组合在各个地区有着数千种变化。

豆子伙伴（如蔓越莓豆和卡内利尼豆）是豆科植物四季豆（Phaseolus vulgaris）的种子。这是一种原产于中美洲的植物，在美洲大陆被发现后，该品种才被引入欧洲。在那之前，世界上唯一一种豆类源于非洲，属于豆科（Fabaceae）豇豆属（Vigna），与蚕豆同属一科。四季豆属的豆类由于生命力更强、营养更丰富，因此取代了部分豇豆属植物的地位。现在，在我们的餐桌上仍可以见到一些豇豆属伙伴的身影：豇豆能为托斯卡纳风味的汤增添风味；某些东方国家出产的红豆简直是治疗肾脏疾病的灵丹妙药；绿豆口感细腻，深得孩子的喜欢。

说到孩子，就不得不提深受孩子喜欢的豌豆，它是我们家族中最古老的，也是最早的人工栽培的植物物种之一。

这要追溯到大约1万年前，在包括古埃及、腓尼基、亚述和美索不达米亚的这片巨大的新月沃土上，农业文明诞生了。

在安徒生童话中，一颗小豌豆揭示了公主的高贵本性，她是如此敏感，以至于可以感知20张床垫下的豌豆的存在。除此之外，豌豆还因修道士格雷戈尔·孟德尔的遗传学研究闻名于世。你们人类在学校学习的遗传学规律，正是源于孟德尔于19世纪对他的修道院花园里的25 000多株豌豆所做的实验。

我的表妹大豆也相当古老，大豆的人工栽培历史可以追溯至5 000多年前的中国。大豆值得单独拿出一章来介绍，一是因为它的营养成分与地中海的其他传统豆类略有不同，其特点是脂肪和蛋白质含量都较高；二是因为它几乎没有以种子的形式在我们的餐桌上出现过。大豆种子质地坚硬，难以烹饪，味道也不好，微微带着点儿苦味，又有一点儿肥皂味。

你们会发现，大豆都是以加工过的形式出现的，例如豆浆、豆腐、丹贝、味噌和酱油。大豆与我们的不同之处在于它含有大量的植物雌激素。植物雌激素与人体内的雌激素相似，能与雌激素受体结合，发挥雌激素样效应。

因此，我建议你们不要过量食用我的表妹大豆：除了你们可能不喜欢大豆的味道外，它还含有一些物质，女性服用过量可能引发某些癌症。

几千年来，东方人的基因里已经留下了大豆的烙印，他们聪慧地食用发酵的大豆食品，没有人因为食用过量大豆而影响健康。但是信奉极端素食主义的西方"知识分子"完全以豆浆、大豆牛排、大豆汉堡包等为食，简直就是在自杀。吃得越多，大豆植物激素过剩的风险就越大。因此，要明智地少量食用：每欠食用不超过100克，每周不超过1~2次。

对你们的健康有很大的帮助

我们一点儿也不"贫穷"：我们为你们提供B族维生素，包括叶酸（B_9）、硫胺素（B_1）和烟酸（B_3）以及铁、磷、钾、钙和锌等矿物质。

然而，矿物质沉积在我们的外皮结构中，你们很难从中提取它们。举个例子，铁、钙和锌与植酸（又称为**肌醇六磷酸**）稳定地结合在果皮上，如果不切断这种连接，这些矿物质的大部分结构就会随着不溶性膳食纤维被人体排出。

幸运的是，有一些"窍门"可以促进矿物质的吸收：例如，维生素C可以破坏铁和植酸之间的联结，释放铁元素供人体吸收。因此，你们可以将我们与富含维生素C的食物搭配食用：聪慧的人类在经过几千年的选择后保留下来的、做法简单的食物，诸如用鹰嘴豆和柠檬汁制成的鹰嘴豆泥、经典的番茄四季豆汤等，就是这种结合的最好例证。

我们豆类的另一个绝妙之处在于拥有益于你们健康的碳水化合物：我们体内的大多数碳水化合物都可以被你们体内的酶消化，同时，我们荚果中蕴含了大量**人体无法利用**或**难以消化**的糖类。这些糖类可以减缓葡萄糖的吸收，防止你们体内出现所谓的"血糖峰值"，即血糖浓度突然上升。

血糖负荷是一种标准参数，用来衡量某种食物的葡萄糖含量对血糖的影响。你们在我的孪生兄弟谷物那里看到过：血糖负荷高意味着糖类的吸收速度快，而血糖负荷低则表示糖类的吸收速度慢。

血糖负荷非常重要，尤其当你们面对抑郁症之类的疾病时。事实上，一些研究结果表明，高血糖负荷饮食会让炎症水平居高不下。相反，低血糖负荷饮食可能使炎症情况有所改善。

我们豆类的优秀品质远不止于此：我们的荚果像首饰匣一样守卫着闻名遐迩的**不溶性膳食纤维和可溶性膳食纤维**这两类无法为人体利用的碳水化合物。这样，它们可以完整地到达肠道末端，并通过以下两种方式改善你们的健康状况：不溶性膳食纤维增加粪便的体积、改善粪便的紧实度；而可溶性膳食纤维则含有微生物群最喜欢的两种食物 —— 抗性淀粉和低聚糖。

微生物群是你们的朋友、我们的盟友，尤其是乳酸杆菌和双歧杆菌。它们能够发酵这些不但不会使你们发胖，还能产生有名的短链脂肪酸的奇怪的糖类。由此看来，它们对健康的作用不容小觑。

发酵的弊端

唉，现在我们来说说让我们家庭蒙羞的几件事情。

❶ 发酵会产生神奇的短链脂肪酸，同时产生二氧化碳和甲烷等气体，这可能导致你们腹胀、胃肠胀气。但不要沮丧：这些迹象表明，肠道菌群正在努力适应消化我们；除了臭味会引起一些不快，这些胀气根本没什么，既不是危险的信号，也不是肠道疾病的表征。为了减少对这种气体的厌恶感，请将干豆彻底冲洗干净，浸泡至少12个小时后，再次冲洗，在清水中煮沸，甚至可以在其中加入天然防酵剂，如一片昆布或几片月桂叶，这样效果会更好。

对于特别脆弱的人（如儿童、憩室病患者或肠炎患者）的肠道，可以用礤床儿①去除大部分纤维，特别是不溶性纤维。对敏感肠道来说，食用量尤其重要：一旦有不适感，就应立即将食用量降低至初始分量，然后慢慢增加，你们会在第24章(第208页开始）中了解到具体方法。

❷ 我们的表皮中有一些有毒分子，如凝集素，如果大量摄入，会给你们带来严重的健康问题：严重的炎症，偶见肠道出血。幸运的是，这些有毒分子会随着温度升高失去活性，所以你们只需要彻底煮熟我们。正如我们在"宣言"中指出的那样：直到我们变得柔软但不烂熟。

不过请记住，大自然比你们人类聪明得多：例如，我们说过植酸会阻碍矿物质的吸收，但它会对你们的健康产生特别有益的影响。它不仅能捕获有用的矿物质(这个过程又称"螯合作用"），还可以抓捕重金属物质和其他有毒物质。由于这一能力出众，植酸已被纳入有效抗癌物质之列。综

---

① 是一种把瓜、萝卜等擦成丝的厨房器具。

上，你们更有理由吃我们了！

这还不是全部：多酚的存在增强了豆类的益处。多酚充当抗氧化剂和抗炎剂，主要存在于豆类的表皮中，也有部分藏于精巧的子叶中。这种天然物质能保护我们免受具有强攻击性的自由基的侵害。自由基可以破坏细胞器，损害我们的DNA，致使我们基因突变。

多酚对你们和我们都有好处：多项研究表明，它们可以抑制炎症的激活机制，同时保护人体细胞免受自由基的影响，简直就是治疗炎症性疾病和抑郁症的灵丹妙药。

最后，还有一件事也很重要。我们豆类也是一位优秀"外交官"—— 我们是大脑珍贵的盟友，因为我们能降低大脑中慢性炎症的水平；同时我们为有益菌的生长提供了理想物质，保持肠道菌群健康，进而带来良好情绪。

说到膳食纤维和多酚，我把发言权交给一位甜蜜的、对你们的健康而言非常珍贵的盟友：新鲜水果。

18 吃点蓝莓，保持愉悦的心情
水果的超能力

大家好，我是蓝莓。我们这种水果是黑蓝色的，酷似国际米兰俱乐部队服的颜色。

我个头虽小但却是个名副其实的珍品库（这话听着有点儿装腔作势了），非常有益于你们的健康。口感上，我甜中带酸，吃一口就会令你们神清气爽。

我能帮助你们降低每个细胞的炎症的水平，特别是神经性炎症的水平。最近在动物和人类身上进行的研究的结果表明，蓝莓和黑莓这对双胞胎既可以作为抗氧化剂，又可以对抗与抑郁症和躁狂症相关的大脑炎症。

但在告诉你们我的其他优秀品质之前，让我们一起回顾一下历史。

搭上"粪便"这辆便车

这一次，你们要摒弃"我们人类是世界的中心"这一自以为是的傲慢观念，设身处地为我们水果着想。

你们说，为什么许多蔬菜是苦的，而我们水果却是甜的、多汁的、五颜六色的呢？

当然，我们不是为了取悦和满足你们人类，而是为了更好地繁衍后代以延续我们的物种。蔬菜用苦味使自己不受欢迎，而我们水果则试图用甜味使自己极度诱人。

如何做到极度诱人？我们会把珍贵的种子藏在美味的果实里，你们人类或者其他动物会把我们的果实整个吃掉，并把我们的种子连同你们的粪便一起排到土里。我们的种子超级强壮，能在消化过程中保持完好无损，它们从动物的体内出来，在丰沃的土壤中扎根。

这就是为什么我们如此甜美、多彩：我们必须诱惑你们吃我们。

事实上，我们水果是为数不多一直被你们人类食用的食物之一。在你们的进化史上，从800万年前最早的人类开始（事实上，水果是他们的主要食物），你们人类就一直在大量食用水果，在肉类被纳入你们人类的饮食后，依然如此。

保护色

我们是低能量的食物，体内大部分是水，富含可溶性膳食纤维、矿物质（钾、钙和硒）、B族维生素（如叶酸和烟酸）、维生素C、维生素E、类胡萝卜素，以及因抗炎和抗氧化作用而闻名的珍贵的多酚，我们在前文中提到过多酚的这些作用。

多酚对你们的健康非常重要，对我们浆果也是如此。多酚可以保护我们免受氧气和太阳光的侵害。

在英语中，我们都被统称为浆果；在意大利语中，我们分别是蓝

莓、黑莓、树莓、醋栗、美国小红莓（更为人熟知的名字是蔓越莓），
还有草莓。

你们还可以把我们的姐妹樱桃、葡萄一并纳入浆果之列进行考量，虽
然它们不是浆果，但从含有的微量营养素和生物活性物质的角度上看，它
们与我们非常相似，我们认为你们可以把它们纳入食用范围。

在所有的水果中，我们浆果以多酚类物质含量高而闻名，特别是给我
们穿上蓝黑色衣服的花青素。当然，它赋予我们的颜色也有偏红或偏紫等
数以千计的变化。一旦摄入我们，花青素就会穿过血脑屏障，到达大脑，
它们会降低大脑中的炎症水平，尤其是对学习和记忆很重要的区域。

不仅是我们浆果，所有水果都是可溶性膳食纤维的丰富来源。水果
中的果胶特别受肠道友好菌群的欢迎。吃了果胶后，这些菌群会产生大
量具有抗炎、抗抑郁作用的短链脂肪酸（如丁酸）。同样，果胶作为益
生元，能够利用自身活性重新平衡菌群的组成结构，促进菌群生长，例
如刺激双歧杆菌繁殖，以及促进其他有益于改善肠道屏障完整性、增强
免疫系统的菌群的生长。

选择"潮流"的果汁还是整个水果？

昨天，一个住在比弗利山庄的苹果朋友通过某社交软件告诉我，在它
们的圈子里，一个人如果完全不喝苹果汁、胡萝卜汁或姜汁，那他只能是
个无名小卒。

我建议你们不要跟风这些潮流，要坚信我告诉你们的关于可溶性膳食
纤维的知识，把我们整个吃掉。如今，虽然喝普通果汁、离心过滤果汁和
浓缩果汁都已经蔚然成风，但这些果汁都使得果实中的大部分膳食纤维消
失殆尽，液体中虽然保留了丰富的维生素、多酚和矿物质，但却可能引起

血糖快速升高，也正是因为膳食纤维不复存在，难以抑制糖类的吸收，因此无法降低血糖负荷。

最后还得考虑饱腹感，这也很重要。喝一杯苹果汁，至少需要榨取4个苹果。你们很难在某一餐或茶歇时一个接一个地吃下4个苹果，因为你们很快就会饱了，肚子发胀，根本吃不完这么多苹果。但果汁不同，"果汁越喝越好喝，喝完后我还想吃薯片，果汁超级健康（所以吃点儿薯片不过分吧）！"之类的想法让你们欺瞒自己的身体，摄入过量的糖分，并且不会感觉饱，还丢掉了珍贵的膳食纤维。

更糟糕的是，当我们讲到含糖果汁时，总会出现这样的言语 ——"它是健康的，孩子们非常喜欢"。事实上，含糖果汁几乎不含膳食纤维，且附带双倍的糖（人工添加的糖分和水果中的天然果糖），长期饮用会导致孩子味觉麻痹，使他们喜好于不自然、过度的甜味。

因此，按照食用的优先顺序来说，整果必然排第一；如果我们是有机的，那带皮的整果最好不过；但即使去皮，我们仍然可以提供大量膳食纤维。

紧随其后的是思慕雪（smoothie），也就是半液态的果泥。果泥优于果汁，因为保留了所有纤维；但还是不如整果，因为膳食纤维被切碎后，抑制血糖飙升的效率会降低，这会让胰腺和大脑很烦恼。

排在思慕雪之后的是浓缩果汁和离心过滤果汁，它们的膳食纤维含量虽然很少，但至少是由新鲜水果制成的。

然后是不加糖的罐装果汁，例如经典的柑橘汁。最后才是含糖果汁。现在你们了解了以上情况，就不要再给孩子喝含糖果汁了。

种类和数量

我们家族的成员不胜枚举：蓝莓、树莓、黑莓、醋栗、草莓、野草莓、樱桃、枸杞，还有苹果、梨、猕猴桃、杏、桃、甜瓜、西瓜、橙子、柑橘、西柚、葡萄、石榴，这些仅仅是处于同一纬度上的成员罢了。

说到纬度问题：我一点儿也不反感异国表亲们，例如香蕉、菠萝、椰子、芒果、木瓜等。但我认为，既然它们生活的国度如此炎热，那么在我们所处的国度非常热的时候吃它们才是合理的。

异国风味固然诱人，但一定要吃应季水果。当然，你们在除夕夜吃菠萝不会有生命危险，但不论是猛撮一顿还是正常进食，都需要尊重地方习俗和季节变化。

橙子成熟于寒冷的冬日，富含维生素C和生物类黄酮，是感冒的克星；而桃和杏在夏天的阳光下成熟，富含对皮肤友好的类胡萝卜素。这其中必有缘由。

除了含有人体必需的微量营养素，我们水果还富含**果糖**（由名字可知），果糖正是**水果的糖**。

因此，与蔬菜不同，你们不需要纠结水果的摄入量，每天都适量食用即可。

何为适量？儿童和青少年每天吃4份，成人每天吃3份，理想状态下，其中一份应为浆果，而且最好在早上食用。

遵照以下指南食用，没必要为了精确的克数而过度使用秤！

●一般的季节性水果：每份为150克，洗净，保证完整无损。

●浆果，更小，营养素更浓缩，通常也更昂贵：新鲜或冷冻水果每份为60克，每份果干（例如，蓝莓干）为20克。

果干或脱水水果与坚果完全不同，我们将在下一章中讨论坚果。在我们说再见之前，我还想告诉你们我们在脱水后成为保质期很长的珍品的这一转变过程中所发生的一些事情。

如果找不到新鲜水果怎么办？

你们人类食用果干已经有数千年的历史了，原因很现实：新鲜的我们很快就会腐烂；而干燥的我们能长久保存几乎所有对你们的健康很重要的微量营养素和宏量营养素。

我们在成为果干后损失的唯一物质是维生素C，缺乏维生素C会导致坏血病，这是古代只有水手才会患上的疾病，不过，他们只需吃新鲜果蔬就能痊愈。

然而，当谈论果干时，我们水果必须澄清：果干并不都是一样的，要注意果干上的标签！有3种产品，彼此之间差异很大。

❶ 传统果干，它们仅仅去除了新鲜水果中的水分。例如，将新鲜水果在阳光下暴晒或放入特殊的干燥机中，而不额外添加其他糖类。

❷ 水果加糖，然后烘干。

❸ 最后是蜜饯，这种果干非常甜，含糖量极高，营养价值与糖果的非常相似。

最有效的区分方法是仔细阅读标签上的成分表，然后，**选择那些只含有水果而没有其他成分的产品**。"浓缩苹果汁或葡萄汁""葡萄糖浆或有机果糖"和"龙舌兰汁"这些名字看起来令人放心，但都是添加甜味剂的实例，尽管标签上的成分表中没有 "糖"，但它们无一不添加了不必要甚至对人体有害的糖。

当我们被晒干且没有任何其他添加物时，本身就很甜，因为果糖被浓缩，所以我们能成为儿童和成人喜欢的营养且味美的零食，但须记住要适量食用。风险就在于，由于我们的营养密度高，你们可能很容易就吃得过量。例如，"我甚至没有意识到我吃的那点儿葡萄干可能相当于一串饱满的葡萄"。

因此，当你们吃下晒干的我们时，请喝一杯水，这样能增强你的饱腹感，避免不知不觉中一次性吃很多。

说到干燥和脱水，现在是时候让我可贵的优质脂肪朋友们发言了，它们储存在植物油、油料种子和坚果中。你们将在下一章中了解它们。

19 吃点好脂肪，别担心长胖
优质脂肪的超能力

大家好，我是榛子。和所有植物一样，我来自一个大家族，我们家族也能满足你们的一切口味需求。

总而言之，你们可以称我们为"坚果"，以区别于蓝莓表哥说的果干，也就是脱水水果。

我们这类食物有着非常坚硬的外壳和可食用的种子，富含脂肪、生物活性物质、蛋白质和膳食纤维。"生物活性物质"是我的核桃姐妹们热衷使用的一个术语：它们智力超群且学习用功，都获得了博士学位。仅仅从它们的种子，即核桃仁的形状来看，你们就可以知道它们的大脑是多么的强大。

从植物学角度上说，我们来自不同的植物家族：核桃、杏仁、开心果、榛子、松子，还有远房亲戚腰果、碧根果、夏威夷果和巴西栗。

若从营养成分（核桃姐妹们经常使用的另一个术语）相似性的角度上看，我们家族也应包括花生（从植物学的角度上看，花生是豆类），还有可食用的油料种子，如芝麻、亚麻籽、葵花子、南瓜子和古怪的奇亚籽。

"大家表现得很好，但就是能量太高了"

拜托你们，请别再听信这种关于坚果能量和脂肪含量的陈词滥调。这就像法国对食品的营养评分和英国在食品上贴的红绿灯食品标签一样，简直太愚昧了！把"红灯，注意！"的标签贴在我们坚果和橄榄油的包装上，可谓多此一举。而且你们这些无知的人类，居然对淋着番茄酱的肉饼情有独钟。

事实是：我们是高能量食物，富含脂肪，如单不饱和脂肪酸和珍贵的 **Ω-3脂肪酸**，它们是相当优质的脂肪；我们的**蛋白质**含量也很高 —— 450克松子含有33克蛋白质，优于同单位牛里脊的蛋白质含量；还有**维生素**，包括叶酸（B_9）、核黄素（B_2）和维生素E。

此外，我们含有丰富的**可溶性膳食纤维**、**不溶性膳食纤维**、**矿物质**（钙、磷、镁和钾）以及具有神经保护作用的化合物，如**多酚类物质**。

经常食用我们坚果可以预防心血管疾病、胆结石和糖尿病，我们对高血压病、癌症和慢性炎症也具有一定的疗效。我们还含有相当多的**植物固醇**，这种类似于胆固醇的物质可以减少胆固醇的吸收，从而帮助你们人类**降低血液中的胆固醇水平**。

你们肠道中友好的微生物群对我们**钟爱有加**：我们所富含的膳食纤维和多酚交织在一个脂肪分子和另一个脂肪分子之间，是真正的益生元，它们为友好的肠道细菌提供营养并刺激特定的友好肠道细菌生长，同时抑制病菌增殖。膳食纤维和多酚类化合物可以加快肠道菌群代谢，这些菌群可以保护肠道的完整性，同时产生大量有益人体健康的短链脂肪酸。正如你们知道的那样，短链脂肪酸负责对抗体内的炎症，增强你们的饱腹感，让你们拥有好情绪、保持健康体重。再回到红绿灯食品标签：我们所富含的脂肪，实际上是能量最高的营养物质。每克脂肪为身体提供9千卡能量，**但并非所有的脂肪都相同。**

饱和脂肪酸在室温下是固体，这是动物源性食品的典型特征。

你们可以在新鲜肉类、香肠、乳制品、黄油和猪油中找到它们。在蔬菜中，它们比较少见，只有在一些植物油（如棕榈油和椰子油）中才能发现它们的踪迹。

拥有单不饱和脂肪酸是我的表姐橄榄的特征，也是花生、杏仁、开心果、榛子和我的远房亲戚牛油果的典型特征。

多不饱和脂肪酸是我们最复杂的成分，分为Ω-3脂肪酸和Ω-6脂肪酸。

Ω-6脂肪酸在葵花子、芝麻、玉米、大豆和小麦胚芽中含量丰富。Ω-6脂肪酸对人体而言是必不可少的，所以你们的饮食中必须加入它们。不过，很多烘焙食品（如面包片、饼干等）中已经有了它们的身影。如果你们不知道如何选择，我建议你们尽量少食用加工食品，只摄取富含Ω-6脂肪酸的坚果和种子。

对**大脑最友好的Ω-3脂肪酸**的情况更加复杂，因为在食物中它有两种类型。

• 短链的，也就是主要存在于我们坚果、亚麻籽和奇亚籽中的ALA，即α-亚麻酸。

• 长链的，主要存在于鲑鱼和鳟鱼中，少量存在于海藻中。它们的名字好似绕口令 —— 二十碳五烯酸（EPA）和二十二碳六烯酸（DHA）。

最后则是臭名昭著的反式脂肪酸。反式脂肪酸对健康有害，它们在自然界中非常罕见，动物性食品中含有少量，例如牛奶、乳制品和反刍动物的肉（如牛羊肉）中，但反式脂肪酸普遍存在于加工食品中。我建议你们永远远离这类加工食品。

优质脂肪和好心情

我们来说说脂肪和健康的关系：虽然饱和脂肪酸和反式脂肪酸会增大患心血管疾病、动脉粥样硬化和慢性炎症的风险，但Ω-3多不饱和脂肪酸能降低炎症水平。举个例子，核桃和亚麻籽中的ALA相当于"膳食阿司匹林"，具有消炎作用，能够改善血液循环，减少炎症细胞因子的产生，而炎症细胞因子正是血液循环和好情绪的敌人。这就是我们家族的成员为什么特别擅长保护大脑免受慢性炎症的影响、控制情绪、保持好心情的原因。

说到坚果和大脑，在下面的文章中，你们可以学到一道做法简单却非常美味的菜肴。

简单易做的美味：全麦面条搭配绿叶菜、核桃仁

可供4人食用。

食材：100克核桃仁；300克叶用甜菜根、箬莜菜或菠菜，其他绿叶菜也可以；240克全麦短意大利面（通心粉或蝴蝶意面）；20克粗粒面包屑；1瓣大蒜；5～6根藏红花；2汤匙特级初榨橄榄油；一撮现磨黑胡椒粉。

在干燥的平底锅中轻轻烘烤面包屑。

加少许橄榄油把面包屑煎成金黄色，盛出，放在一旁备用。用刀将核桃仁切成粗粒。

在平底锅中放入剩余的橄榄油，煸炒核桃仁碎和切碎的大蒜

瓣；将核桃仁碎炒成棕色（注意不要炒焦！）后关火。将煎好的面包屑放入锅中（留1汤匙用作装饰），并将它放在一边。

洗净绿叶菜，将其切成粗条。在沸腾的盐水中焯3分钟，这样它们就不会褪色了，捞起它们，沥干，充分挤出其中的水分，将它们与核桃仁碎、面包屑一起放入锅中，搅拌均匀。

锅中加水，放入藏红花，煮出颜色后再放盐，水沸后，放入面条。

将面条沥干，放入平底锅和核桃仁碎、绿叶菜一起翻炒。如果有必要，加入几汤匙煮面水，它能调和并激发藏红花的香味。

装盘，用1汤匙面包屑和一撮现磨黑胡椒粉装饰。

优质脂肪和肥肉

关于"我们的能量太高"的偏见 —— 在过去，医生总是建议肥胖症患者和超重的人忌食坚果，其基本思想简单且符合逻辑：只计算食物提供的能量，限制饮食，小心翼翼地避免摄入过多能量。但是，目光不要局限于能量：食物不仅可以提供能量，还含有改善身体功能的物质。有些食物加快新陈代谢，还有些食物能大幅增强饱腹感。

我们坚果的膳食纤维、脂肪和蛋白质结构简单，几乎没有单糖的存在，产生的血糖负荷极低（详见第16章），能带来强烈、持久的饱腹感。这就解释了为什么尽管我们是高能量食物，但适量食用不会使人发胖。事实上，我们可以预防代谢综合征，帮助你们减肥。

然而，请不要把我们放在电视前茶几上的果盘里：如果你们每天都吃一大把，我们当然会让你们发胖！

在这里提醒你们，必须适量食用我们。

这里提出一个概念：优质脂肪单位(UGB)。1个UGB相当于：

• **15克坚果或油料种子**（核桃、榛子、杏仁、松子、开心果、巴西栗；南瓜子、葵花子、芝麻、奇亚籽、亚麻籽等）；

• **1汤匙100%纯坚果酱**（杏仁酱、榛子酱或开心果酱）（不添加糖或其他成分）。

清晨的超级早餐

方便且美味的早餐：

• 将1汤匙果酱（或蜂蜜）与1汤匙坚果酱混合，加入少量水，以免过于浓稠，调成抹酱。把调好的抹酱涂在一片全麦面包上，这种吃法深受孩子们喜欢。

• 15毫升或1汤匙特级初榨橄榄油。

• 70克牛油果或半个小牛油果。

记住，牛油果是一种在种植过程中非常耗水的水果。因此不要每天都吃，否则可能导致秘鲁、智利、墨西哥和美国的加利福尼亚地区出现旱灾。

种子还是油？

葵花子、南瓜子、亚麻籽和芝麻曾经只用于提炼油，而今天你们会发现它们越来越多地出现在餐桌上，被用来丰富沙拉、谷物汤和豆类汤及发酵食品的口感。

这只是健康狂热爱好者追求的一种时尚，还是它们真的有益于健康？

答案是它们真的有益：正如我们坚果一样，油料种子是膳食纤维、优质脂肪、维生素和抗氧化剂的浓缩物。然而，在所有种子中，亚麻籽出类拔萃，含有大量Ω-3脂肪酸、多酚、可溶性膳食纤维和不溶性膳食纤维因为它。为了最大限度地利用我们的这些棕色小亲戚，你们要记得在它们新鲜时切碎食用。如果整体食用它们，它们就会在消化道中畅通无阻，并且大部分会随大便排出，最终回归大地。相反，如果你们切碎它们，你们的身体就可以很容易地从碎种子中摄取一切有益物质。

亚麻籽油可在市场上买到，但它不等同于切碎的种子，因为多酚和膳食纤维都集中在外壳中，在榨油过程中这些有益物质会丢失。

此外，当我的朋友亚麻籽被提炼成油时，如果失去了所有具有保护作用的多酚物质，它就会迅速被氧化：只需把它放在室温下几小时，它就会变得口感极差、无益于健康。因此，没有必要将亚麻籽提炼成油来食用。

一个善意提醒：由于亚麻籽**膳食纤维**含量高，**会阻碍药物的吸收**，所以，应当避免在食用亚麻籽的同时服用药物。

另一个有益于健康的种子是我的表弟芝麻，它富含钙、人体必需的酸性物质和芝麻酚（一种强大的抗氧化剂）。每天补充它的一种方法是食用非常美味的芝麻盐，在下面的文章中有这种咸味调味品的制作方法。

芝麻盐，米饭最好的朋友

当你们想到要吃一些"健康但不美味"的东西（如糙米）时，可能很郁闷，这时就需要芝麻盐出场：咸味和烘烤过的坚果的香气能把味道平淡的全谷物变成孩子们喜爱的美味佳肴。

我建议，一开始以低盐的芝麻盐为宜：白芝麻和盐的体积比是30：1。最好选用无碘海盐。

如果以单位体积作为参考：可以使用15毫升盐，以制备总量不到500毫升的芝麻盐，尽快吃完，以免芝麻盐失去新鲜度。

如果出于特殊需要，如你们正在发热或头痛，想吃更咸的芝麻盐，可以把白芝麻和盐的比例调整至15：1。在这种情况下，就要少食用芝麻盐，不要每天都吃，也不要给孩子吃。

制作方法如下：将盐倒入热铁锅或不锈钢锅中。中火加热，用硅胶铲翻动，挥发氯元素，使味道变甜。

关火，将锅中的盐倒入一个大小合适的研钵中，用研杵缓慢地顺时针打圈研磨，直到获得非常细的粉末。如果没有研钵和配套的研杵，你们可以使用大而粗糙的白，如用来捣蒜泥的大理石白和木杵。

把盐留在研钵里，备用。

用中火加热平底锅，然后倒入芝麻。

为了增加抗氧化效果，你们可以同时使用白芝麻和黑芝麻：2/3（20汤匙）的白芝麻和1/3（10汤匙）的黑芝麻搭配为佳。

不过请记住，当有很多抗氧化剂时，黑芝麻会一如既往地有一丁点儿苦味。

用硅胶铲不停地翻炒芝麻。如果想让你们的手腕和手臂得到一点儿锻炼，那就多多练习炒制芝麻。诀窍就是经常搅动它们：芝麻很小，因此它们的表面积和体积的比值很高，只需少许能量就能烧焦它们，并使它们失去所有美好的特性。

有一个特殊的方法可以判断它们是否炒制到适宜的程度，且没有被烤焦：将汤匙的背面放在芝麻上，看它们能否粘在一起。如果粘在一起，就说明芝麻仍需继续炒制以蒸发水分；反之则表明它们可以立即被倒入研钵。

将炒好的芝麻倒入研钵，就可以开启真正的正念时刻：舒适地坐在椅子上，双脚紧贴地面，背部挺直，将研钵放在大腿之间，如果是热的，就用布包起来。以正念打坐的姿势握住研杵：右手柔和地握紧研杵下方1/3的位置，左手微微打开，用掌心稳稳握住研杵上端。

虽然听起来很复杂，但你们如果来厨房看我演示，就会发现这是一个简单、自然的姿势。

平心静气，保持这种姿势，放松心态，顺时针做圆周运动，用右手握住研杵打转（如果是左撇子则相反）。理想的状态是做缓慢的螺旋式运动，无须太用力按压杵头。在这种情况下，芝麻会均匀地分布在研钵内壁上，并且被均匀地捣碎。

当芝麻已经被部分磨碎并与盐完美融合时，就可以停止了。将芝麻盐倒入食品储藏罐中，密封后放在冰箱里保存。

永远的特级初榨橄榄油

最后，说到优质脂肪，我不能不提到表姐橄榄，它是地中海饮食的女王，提到它就必然不能忽视其衍生物——特级初榨橄榄油。

2010年，联合国教科文组织宣布地中海饮食被列入"人类非物质文化遗产"。地中海饮食中的特级初榨橄榄油完全是用纯物理方式低温压榨橄榄制成的，并且没有使用可能破坏橄榄的溶剂，也没有经受高温。

与我们同属植物家族的橄榄树兄弟，是5 500多年前地中海地区最早人工栽培的树木之一。与其他植物不同，橄榄树看起来都相差无几，但它具有很强的变异性，包含600多个品种。

想想看，橄榄拥有多少种不同的颜色、香气和味道！为了配得上特级初榨橄榄油的称号，橄榄油还必须通过化学酸度检查和感官检查（"感官"是我的知识分子姐姐们很喜欢的术语之一），这意味着橄榄油必须由专家进行品尝、用感官进行评判后，才能被证明味道非常完美。

在超市里，除了特级初榨橄榄油，你们还可以找到普通橄榄油和低级橄榄油。尽管它们也都是从橄榄中提取的，但处理手法不尽相同，在榨油过程中丢失了大部分的有益物质：普通橄榄油是精炼橄榄油的混合物，即经过化学处理后消除了感官缺陷的油，混合了少量初榨橄榄油；低级橄榄油是通过化学处理和机械加工后，从果渣中提取的橄榄油，原材料通常是橄榄榨油后的残留物。因此，特级初榨橄榄油中是橄榄油中的珍品，而其他种类，你们无须理会。

传统上，特级初榨橄榄油对人体有益，因为单不饱和脂肪酸的含量很高（占总脂肪含量的80%）。对大脑而言，它的最佳功效源自**多酚类化合物**和其他**抗氧化剂**。它们赋予了特级初榨橄榄油香气、味道和氧化稳定性，但它们含量很低，只占特级初榨橄榄油的1%～2%，而其他油中完全没有这些物质。

特级初榨橄榄油中的主要有益物质有维生素E，可以保护细胞膜不被氧化；有橄榄苦苷，一种具有抗炎作用的物质；有橄榄油刺激醛，一种可以缓解疼痛和具有抗炎特性的分子，与布洛芬功效相当，你如果经常头痛或痛经，可以多吃特级初榨橄榄油。

特级初榨橄榄油的纯物理低温压榨模式保留了多酚类化合物。但在生产普通橄榄油和低级橄榄油的过程中，精炼环节会使这些多酚类化合物完全丧失活性。

由于其抗炎和抗氧化的特性，特级初榨橄榄油对所有以**慢性炎症为基础**的疾病，如心血管疾病、糖尿病、高血压病和代谢综合征，都具有一定的疗效。同样，它可以保护身体抵抗癌症和抑郁症。特级初榨橄榄油还能间接缓解抑郁症、焦虑症和精神压力，因为它有助于调节睡眠，减少神经元质膜的氧化，从而改善神经功能。

就像我们坚果一样，特级初榨橄榄油具有的高能量导致它被贴上"红灯"标签，但实际上它并不会致使超重和肥胖的情况恶化，相反，它可以帮助你们减肥。正如我们在前文中提到过的，它对体重的影响可能取决于几个因素：一方面，特级初榨橄榄油的味道增强了沙拉、蔬菜和豆类的味道，使饮食更温和、更健康；另一方面，它富含油酸和其他单不饱和脂肪酸，能够给你们人类带来强烈的饱腹感，改善自身血糖调节功能；最后，它会引起**食物热效应**，在这个过程中食物中原本包含的一些能量转化为热能。

关于特级初榨橄榄油的食用量，要遵循我们给的食用量指南。

现在，我把发言权交给花草茶，它将谈一谈生命之源 —— 水。尽管水没有能量，但它让我们都能茁壮成长，无论是人、动物还是植物。

20 每天两杯花草茶，远离衰老
水和花草茶的超能力

大家好，我是花草茶。我知道你们已经在窃窃私语了："花草茶是女孩子爱喝的东西。"

这真是大错特错。事实上，我们花草茶通过一种聪明的方法每天为你们补充水分，让你们充满生机活力。缺水状态下的你们比饥饿状态下的离死神更近。

我们虽然味道有些奇怪，但我们能为你们的大脑提供一切所需的珍贵的抗氧化剂，使你们长寿和快乐。

可以说，花草茶=水+富含抗氧化剂的植物提取物。

让我们从水开始讲起。

真正意义上的生命之源

水是生命之源，这一点毋庸置疑。自生命从海洋中进化到陆地上以来，生存的基本要素之一就是避免脱水。没有食物，人类可以生存3～4周；但缺水的话，用不了几天，人就会死亡。

发生这种情况是因为你们身体的大部分都是水：当你们还是孩子时，水占体重的75%；当你们成年后，水占体重的55%。

你们体内的废物和毒素溶解在水中，随着尿液排出体外。水对生命的重要性远不止于此：水参与调节体温。在高温下，人体通过排汗以维持体温恒定；水能润滑关节，缓冲减震，保护敏感、脆弱的组织（这部分组织包括所有腔体的黏膜，例如鼻腔黏膜和口腔黏膜）。

你们尤其要向安全防御系统致敬，因为人体的安全防御系统可以调节体内的水分，即使是水合反应的轻微变化也会被人体察觉到，通过传递口渴信号、减少尿量来应对，以便及时补充、保存体内的水分。

然而，你们并不总能对这些信号做出正确的反应：**有时你们会把口渴和饥饿混为一谈**，非但不喝水，还吃东西；有时你们会直接喝含糖饮料；有时你们过于忙碌，无法满足身体补充水分的需求。这时，你们体内本应非常湿润的黏膜（如口腔黏膜和眼睛黏膜）开始变得干涩，你们会感到特别不舒服。

水也是肠道的朋友。在缺水的情况下，肠道会干涩，导致大便干燥、排便困难，而在水和膳食纤维的结合下，肠道会润滑无比，使排便顺畅无阻。

这就是每次感到饥饿时喝杯水非常有用的原因，这样可以确保你们不渴。你们如果总是眼睛干涩、嘴巴发干，就表明身体正处于脱水状态，请及时补充水分。你们如果肠胃不畅，更应该多喝水。

说到肠道：水一般在小肠的第一段就被吸收了，这里每天最多可以吸收15升液体；部分液体到达结肠后被吸收，结肠每天最多可以吸收5升液体。这就是为什么患胃肠炎的时候（胃黏膜和/或肠道黏膜发炎的情况下），你们面临最严重的生命威胁恰恰是**脱水**：**胃肠炎**导致腹泻，人体内水分流失，情况严重时，会危及生命。因此我建议：在呕吐或腹泻的情况下，特别是老人和孩子，一定要喝够水，最好喝温水。在脱水状态下，即便是轻度脱水，你们的认知能力也会变差，情绪会变坏；而一旦失去的水分高达体重的2%，你们的警觉性、记忆力、协调性、敏捷性等各方面都会受到一定的损害，同时紧张感、焦虑感和疲劳感会加剧。

举例来说，如果一个人体重是70千克，只要流汗接近1.5升，此人大脑就会开始失去活力。我向你们保证，如果天气炎热，而你们正在运动，很快就会失水1.5升。到时候，你们会头脑浑噩，动作笨拙。

喝水准没错，但是应该喝多少呢？

虽然在日常生活中，你们很少会出现严重脱水的情况，但**轻度缺水**却是很常见的情况，它比你们想象的要**常见**得多。

推导人体每日必需水量的公式并非易事，因为其中有许多影响因素，例如吃了多少富含水分的食物、外界温度、身体活动水平、年龄、体重、压力水平以及许多其他因素。

一般而言，没有必要一次性喝很多的水，除非你想在谁尿得最持久的比赛中拔得头筹。

啊，说到小便，这里有通过**观察小便来判断饮水量是否充足**的准确方法。

● **尿液呈浅黄色或金黄色：**水合状态。顺便提一下，浅黄色的尿液在尿检报告上的描述用词是"淡黄色的尿液"。

● **尿液呈非常浅的近乎透明的黄色：**过度水合，只有在患有尿路结石时才必须大量喝水以强行稀释尿液。

- **尿液呈深黄色、趋近红茶的颜色**：水合反应严重不足，在这种情况下，需要大量饮水。

一般来说，平均每天应饮用**1.5升**的水（饮用水、浸剂或草本茶），在餐桌上多放蔬菜和水果。

选择酷炫的矿泉水还是朴实的自来水？

我们想澄清一件事。为了改善你们的健康状况，多喝水肯定是好的。不过，若非出于口味偏好（这一要求应该得到尊重），那就不需要饮用矿泉水，也不用安装结构复杂且价格高昂的净水器。饮用自来水是最优的，原因有以下几点。

- 安全又卫生，自来水会被定期检测，检测频次远高于任何瓶装水的。

- 保护环境，减少了汽车尾气的排放量，因为需要汽车在全国各地运输矿泉水；减少塑料垃圾。

- 自来水能导致水龙头中出现水垢，你们的身体不是水龙头：水龙头上会形成水垢，而在你们体内不会，即使你们患有尿路结石也可以饮用。相反，自来水中的钙能被你们的骨骼吸收利用。

- 自来水的味道会受到消毒剂中的氯的影响，但如果把自来水装入冷水壶，静置几个小时，氯就会挥发掉。也就是说，无须安装任何净水器，利用冷水壶盛自来水，并让它静置一下，味道会恢复原样。

你们要是对此很在意，可以把水烧开再让它静置，以消除氯可能产生的影响。例如，和老面团或准备发酵蔬菜的时候，可以格外留意水的影响。

- 关于净水器的问题：自来水的净化方式通常有碱化、离子化或以一种或多或少带有神秘色彩的方式进行的能量化处理，不论是哪种方式，都没有任何一个科学事实可以证明在这些高科技处理器上花钱是合理的。如果你们想碱化、离子化或能量化，请多吃我的果蔬兄弟们。经过几千年的进化，水果、蔬菜已经可以将它们体内的水变成能量，它们当然比你们自诩聪明的人类经验丰富。

• 喝温度合适的自来水，寒冷的季节最好饮用温热的水，炎热的季节喝点儿冷水，但绝不能喝冰水！

如果你们喜欢带有味道的水，或想赢得打嗝比赛，就喝汽水吧，无论是瓶装的还是家用气泡机制成的都可以。碳酸水与天然水相比，无所谓优劣，这只是口味偏好的问题。

• 你们可别说我没有提前告诉你们：多喝花草茶或纯净水，千万不要喝自认为健康的含糖或人工甜味剂的饮料来补充水分。

正如肠道杆菌所言，越少喝含糖、含人工甜味剂的饮料，你们的肠道菌群的状态就越好，大脑的状态也越好。

花草茶及类似的产品：几个定义

我们复合花草茶、单方花草茶、浸剂和煮的茶都可以满足你们日常饮水的需求，另外，我们含有对健康有益的抗氧化剂。但我们需要明确一下我们对自己的称呼及名字之间的区别，因为这些名词有时会被错误地混用。

• **花草茶**是我的姓氏，这个姓氏具有一个普遍意义，即我们花草茶是一种"将植物中的有益物质释放到水中的饮料"。因此，如果你们不确定我是以何种方式制成的，就叫我"花草茶"，这永远不会错。

• **浸剂和汤剂需要特定的制备方法**：将香草叶放在容器底部，以沸水浸没，3~10分钟后，将液体过滤，就得到了我们说的浸剂；如果先将香草叶放在水里煮，小火煮沸，然后过滤液体，那么它就被称为汤剂。

总结一下：花草茶既可以通过浸制获得，也可以通过煎煮获得。以下例子就是明证。

• 菊花茶是通过浸制的方式获得的，而柠檬姜茶是煎煮而成的。

• 以茶叶为基底的花草茶是**特殊的浸剂或汤剂**，原料是茶树的叶子，一种原产于中国的植物，如今，在印度和东南亚的一些国家也有种植。

绿茶、红茶和白茶的原料都是从茶树上采摘的，但它们的加工过程很不同。

白茶是由茶树的芽头制成的，因此它非常昂贵，而且很难获得。可以说，它是我们最尊贵的亲戚，但单论抗氧化剂含量，它并不比制作方法更简单的花草茶优秀。

红茶，一种典型的起源于中国的饮料，后被引入欧洲，成为英国人重要的饮料。它通过发酵和使茶叶氧化获得。茶叶在烘烤后会变成黑色。

绿茶没有经过发酵，采摘后通过高温迅速加热阻碍酶的活动，从而防止氧化、保留绿色。

• 我的异国表弟南非博士茶在市场上也可以买到。不过，它其实不应该被称为茶，因为它并非来自茶树，而来自一种学名为线状阿司巴拉妥（Aspalathus Linearis）的红色灌木，具有与茶不同的性质和特点。例如，它完全不含咖啡因和草酸盐，不过它也可以帮助你们降低血压。

花草茶与健康

医学界关于茶与健康的课题很多，其中**绿茶**是主要研究对象，因为它具有抗氧化、抗炎、预防糖尿病、保护神经和抑制肿瘤的作用。每天饮用至少100毫升绿茶可以提高认知能力、改善情绪、放松精神、减小痴呆的风险。

茶叶中的活性分子主要是**多酚类物质**，尤其是**儿茶素**，其中最丰富的是绿茶素。

我们可以想象，多酚类物质行动迅速，通过血脑屏障到达大脑，在那里，它们**保护神经元**免受炎症的影响。这可能就是儿茶素能够改善情绪、降低焦虑水平的原因。此外，它们部分参与微生物群的代谢，滋养友好微生物群，让其茁壮成长。

还有茶氨酸、咖啡因（也叫咖啡碱）、维生素和矿物质，这些都对你们身体大有裨益。茶氨酸能够通过血脑屏障，使得大脑进入**平静**、松弛的状态。它似乎还能与绿茶含有的少量咖啡碱协同作用，以提高你们的警觉性，改善注意力，但不会诱发躁动。因此，你们如果需要**保持专注的状态但又相对松弛**，最好喝**茶**。话说回来，如果你们需要更快地被唤醒，最好喝杯浓咖啡。

说到咖啡碱和咖啡因：尽管它们名字不同，但在化学上属于同一类物质。从理论上讲，它们都属于1,3,7-三甲基黄嘌呤，不同的名字只是为了区分它们各自是从哪种植物中提取的。

世界各地的茶

英国茶：除了前文中谈论的无用的红灯食品标签，英国人还习惯喝加了牛奶的红茶；幸运的是，这一习俗没有对意大利人产生影响，大概是由于牛奶几乎完全阻断了儿茶素的作用。

那么日本茶呢？虽然对一些人来说，煎茶（sencha）、番茶（bancha）和抹茶（matcha）听起来像是日本动漫中的名字，但真正的茶迷一眼就能认出这3种传统的日本茶是我的近亲，且非常有益于健康。

这3种茶仍在绿茶（源自茶树）的范围内，只是制作方法不一样。

• 抹茶由始终长于阴影位置的茶树的叶子制成，这些茶树能产生更多叶绿素，使叶子更绿。采摘后，将叶子蒸熟，其颜色依旧。再将其干燥并碾成非常细的抹茶粉。饮用前，以热水溶解抹茶粉，无须过滤，直接饮下即可。出于此，抹茶含有特别丰富的多酚类抗氧化剂：实际上，相当于你们喝下了整株植物。

• 用于制作煎茶和番茶的植物生长时无须特殊照料。采用最嫩和茶碱含量最高的叶子制作煎茶，所以煎茶最适合在清晨饮用，给身体提供动力；而番茶是最经济实惠的茶，因为番茶的原料是制作煎茶时筛走最嫩叶子后剩余的那些叶子。

• 尽管出身卑微的番茶最"穷困"，但它却因卓越的性能而得到认可：3年期的晚采让番茶原叶充满了矿物质（尤其是铁元素和氟元素），且茶碱含量低，同时保留了儿茶素和茶氨酸。因此，番茶最适合儿童饮用或成人晚间饮用。此外，番茶叶子必须晚采，因此含有较少的绿色多酚，所以饮用时没有苦涩口感，可以说是天然带点儿甜味。

在下面的文章中，你们可以了解添加了生姜、肉桂、八角的煎茶——这是一个能真正消灭消化道不友好菌群的神器，能够抵御感冒，同时给你们的大脑提供额外的抗氧化剂。

煎煮花草茶

当你身受风寒时，无论是感冒、咽喉痛还是流感，都可以尝试这种煎煮花草茶，这是一种真正天然的消炎、抗菌"神器"，并且味道很好，有益健康。

制作1升汤剂所需的原料：一颗未经处理的柠檬、一块拇指指骨大小（约5厘米）的新鲜生姜、一块八角、1汤匙散装的番茶、一小撮肉桂粉。

将1升水倒入锅中，柠檬切片放入锅中，生姜切薄片（无须去皮），和八角、1汤匙番茶同时下锅。

大火煮沸，然后用文火煮15分钟。

静置，过滤茶渣，加入一小撮肉桂粉，搅拌均匀后倒入水壶。最理想的做法是将煎茶倒入不锈钢保温瓶中，以便在工作日随身携带。这样你们一整天都能喝到温热的茶水。

意大利的茶

研究人员围绕茶叶开展了许多科学研究，不过，对我们地中海花草茶而言，这就有点儿小巫见大巫了。洋甘菊露西拉(Lucilla)和辣薄荷卡门奇塔（Carmencita）算是被研究得最多的两种花草茶，因为它们对神经系统也有影响。得益于丰富的多酚类物质、抗氧化物和抗炎物，洋甘菊有镇静、抗炎作用，而薄荷有止痛作用。你们可以利用极其芬芳的地中海花草为自己制作一杯有益身体健康的花草茶。比方说，可以品尝百里香茶这一优质浸剂，它是一种惊人的天然抗生素；或者饮用迷迭香汤剂，它是一种绝佳的助消化剂，民间医学认为，这种花草茶有助于提升记忆力。

在下一章中，我将把发言权交给迷迭香，它将和肉桂一起向你们揭示藏在香草和香草中的抗氧化剂宝库。

21 只需一撮，就足以发挥香料的威力
香料和香草的超能力

　　大家好！我们是迷迭香和肉桂。从一开始，我们就想强调题目中的"一撮"。

　　如此评价我们，是否过于谦虚了？不，并非谦虚，这个词是对我们威力的精准定义。我们有自知之明，所以为了你们不被我们所具有的能量所伤，我们要求你们**非常谨慎地使用我们，且用量一定要少**。

　　如果你们对我们还知之甚少，那么最好先从一小撮开始，一小撮的量就已足够：你们会一次性给**大脑**送去大量的**抗氧化剂**，而且味觉会感到舒适无比，味觉喜欢品鉴美味、风味平衡的食物，而非食物中某些味道盖过其他味道。有件事让我们深感厌恶，那就是一道菜丧失了它本真的味道，更多地呈现出香料或香草的味道，这意味着我们的味道过于浓烈。

对ORAC着迷

我们对氧自由基吸收能力（ORAC）非常着迷，它指测试食品药品中抗氧化物含量的国际通用标准单位，ORAC含量越高，抗氧化作用越强。那么，你们需要明白的是，体外测量的数据与在人体细胞内进行测量所得出的数据有些许出入。

对你们人类而言，每天的ORAC推荐摄入量是5 000个单位（U）。通过吃蔬菜、豆类、水果、香料和香草，你们人类很容易就能达到推荐摄入量，并不需要使用昂贵的，甚至可能有毒的补充剂。

在ORAC含量排行榜前列，几乎只能看见蔬菜的身影，所以你们更有理由多吃我们了。而且在蔬菜中，我们香料和香草绝对可以傲视群雄。

举些例子，漆树粉（sumac）呈美丽的紫罗兰色，散发着令人愉快的柠檬香气，它的ORAC含量高达创纪录的312 000U，丁香的ORAC含量是290 000U，而迷迭香的是165 000U。当然，你们可不要被这些天文数字所迷惑。请记住，ORAC的含量是**以100克为食物标准分量的**。我们坚决反对你们一次性吃下100克迷迭香或丁香。

一盘洋蓟（每100克含ORAC 9 400U）上撒一撮干百里香（每100克含ORAC 157 000U，所以每1克含1 570U），搭配一碗四季豆（每100克含ORAC 8 500U）点缀一撮迷迭香（每100克含ORAC 165 000U，所以每1克含1 650U），都能给你们带来超级强悍的抗氧化效果。

吃一份美味的牛排配沙拉将会如何？离抗氧化"神器"差得远呢，这种情况下，你们吃到的ORAC最多只是九牛一毛：牛排的ORAC含量为0U，100克沙拉的为440U。总计440U，这么一算，它们与一盘洋蓟、四季豆搭配香草相比，有天壤之别。这就是我们建议你们多吃蔬菜，并且每天至少加2次香草和香料的原因。

自负的香草 —— 迷迭香的发言

必须承认，我们香草是有点儿自负：烹饪初始，我们自信得过了头，总是在炫耀，往往显得傲慢而莽撞。烹饪时间越长，温度越高，我们就越有可能在进入你们嘴里时让你们尝到苦涩味。

了解我们的特性对在适当时机添加新鲜罗勒、欧芹、新鲜莳萝或北葱而言很重要。

如果我们是新鲜的，最好在烹饪结束时添加，这样做能带来最佳的香气和颜色，并保留更多珍贵的抗氧化剂。

如果我们是干燥的，添加的时间可以早些，但一定要尊重味觉：如果温度太高，我们为之自豪的香气会变成苦涩的滋味。

和月桂大哥一样，我们在枝条完整的情况下是不同的。此时，我们的纤维结构极其强壮，可以很好地抵御外界热度的伤害，因此能承受更长的烹饪时间，甚至可以在烹调菜肴的初始阶段把我们放在锅中。为防止我们流露出一丁点儿苦味，在烹饪中途，记得把我们从锅里取出。

害羞的香料 —— 肉桂的发言

其实，我们香料普遍非常羞怯：和所有害羞的人一样，我们一开始不太好相处，充满了苦味和泥土味。

但如果在刚开始烹饪时就把我们放入锅内，逐渐温暖我们，我们也会和所有害羞的人一样：首先，慢慢熟悉周围环境；其次，与其他人交朋友，建立牢固而深厚的友谊；最后，我们会向外界展现自身最好的内在品质。通过这种方式，我们能带给你们甜美、活泼、浓郁的口味，增强你们的饱腹感，叫你们心甘情愿地吃光我们。

不过也有例外：胡椒和辣椒粉最好在最后使用，以便在不失去味道和颜色的情况下给菜肴增添其他风味。

关于胡椒和辣椒：我们故意没把它们列入本章介绍的香料和香草中。它们的芳香效果很好，也是健康的作料，不过，鲜有科学证据表明它们对神经炎症和抑郁症有改善作用。

关注一下我吧！我的全名是锡兰肉桂，当你们闻到我的气味时，就意味着当天一定是值得庆祝的节日或有什么喜事。

我充满了抗氧化的植物化学物质，在关于ORAC含量的竞赛中，我取得131 000U的好成绩。这就是为什么我有卓越的**抗炎特性**，也能在你们患有抑郁症和神经退行性疾病（如阿尔茨海默病）的情况下保护你们的神经元。而这还不是我最有名的，我最著名的作用是帮助人体代谢糖分：我能帮助你们改善胰岛素抵抗；一些研究还发现我对糖尿病前期和2型糖尿病有预防作用，还有助于你们大脑的良性循环。

除上述益处外，我的一种芳香化合物 —— 肉桂醛，具有良好的**抗菌**特性。因此，当天气转冷，拿我搭配面包或泡花草茶都对身体很有助益。

当你们在超市买我时，应检查标签，仔细寻找真肉桂或锡兰肉桂。我价格略高，但我含有更丰富的健康活性成分，而且味道更温和。至于我的穷亲戚桂皮，你们就要谨慎选购了：虽然它有一定效用，但它的香气更刺鼻，活性成分更少，而且其香豆素含量更高，大量食用它会对肝脏造成损害。

在我自己的家族樟科（Lauraceae）中，我的长兄月桂劳罗是月桂属植物。我是一种香料，而它是一种草本植物。

你们人类对月桂礼遇有佳：几千年来，月桂一直为智者加冕 ——"毕业"（Laurearsi）一词正由此而来。反过来，月桂为你们人类提供了诱人的香气和无穷的药用价值。

- **抗菌作用**，可作为呼吸道抗生素。如果感冒、咳嗽，可以用月桂叶加蜂蜜煎煮成汤剂服用，效果显著。
- 改善消化功能，调整结肠易激状态。
- 减少炎症，包括关节的炎症。
- **强化毛细血管**，增强毛细血管弹性，这是拥有美丽肌肤、减少四肢肿胀的关键。
- 富含儿茶素、植物化学物质和芳樟醇（一种芳香精华物质），具有**强大的抗氧化作用**。
- 存在于月桂、百里香和罗勒中的芳樟醇，可以提高**抗压能力**，并有助于对抗抑郁症。

富人和穷人

大量科学文献显示，我的远房表哥藏红花，是香料中当之无愧的抗抑郁之王。在实验室小鼠身上做过的许多对比研究，在你们人类身上也开展过，它们无一不证实了这一点。因此，你们可以在烩饭、炖汤或蔬菜里使用藏红花。

不过，正如其他蔬菜已经和你们讲过的那样，我们更愿意关注最简单的蔬菜。你们可以在花园里、家里的阳台上种植它们，或在超市柜台上找到它们，并且它们很实惠。

也正如我之前说的，所谓的"植物世界"应该是一支管弦乐队，而非一个个独奏者。

你们从互联网上能查到我们有很多好处，不过你们别太紧张，错误地认为非得把我们当作单独的香草或香料一勺一勺吃下去才行。其实你们只需要把食物、香草和香料巧妙地结合起来，味蕾就会得到满足，大脑也会得到安慰。

这里有一些关于其他简单的香草和香料特性的信息。这些香草和香料没有藏红花那么娇贵，但依旧对健康有好处。

芳香的嘴唇：唇形科植物

唇形科的姐妹们果然令人着迷，它们美丽的双唇形花朵就像微微张开的性感嘴唇。

它们是一个庞大的家族，比其他任何家族都更能代表地中海饮食中的香料。同时，它们汇集了所有有利于健康的特质：除了含有我们提到的全部抗氧化剂外，它们还具有抗菌、抗炎作用，对缓解焦虑症、压力过大和抑郁症尤为有效，这点已经被许多科学数据所证实。

举个香芹酚的例子，百里香和牛至都含有这种物质，香芹酚揭示了由神经递质（多巴胺）介导的抗抑郁作用。

一般而言，自认为魅力十足且虚荣心满满的唇形科植物总是以携带意大利语和拉丁语双重名称的形象出现。

- 迷迭香（Rosmarino, Rosmarinus officinalis）；
- 鼠尾草 (Salvia, Salvia officinalis)；
- 罗勒（Basilico, Ocimum basilicum）；
- 夏季香薄荷（Santoreggia, Satureja hortensis）；
- 百里香（Timo, Thymus vulgaris）；
- 牛至 (Origano, Origanum vulgare)；
- 马郁兰 (Maggiorana, Origanum majorana)；
- 新风轮菜（Mentuccia o Nepitella, Clinopodium nepeta）
- 薄荷（Menta, Mentha）；

- 薰衣草（Lavanda, Lavandula）。

永远遵守"管弦乐队"的规则：唇形科植物都是小提琴手，所以你们可以在同一食谱中交换它们，或在同一道菜中混合使用它们，以获得更多的"合奏"效果。

芳香的伞状花序：伞形科植物

伞形科姐妹花，比迷人的唇形科姐妹更质朴。它们给你们的菜肴带来了香气和味道，因此值得你们仔细品尝。它们和唇形科姐妹一样也要求有意大利语和拉丁语名称。

香草

- 欧芹 (Prezzemolo, Petroselinum crispum)；
- 有喙欧芹(Cerfoglio, Anthriscus cerefolium)；
- 莳萝(Aneto, Anethum graveolens)。

香料

- 芹菜籽（Semi di Sedano，Apium graveolens)；
- 茴香籽（Semi di Finocchio，Foeniculum vulgare)；
- 葛缕子（Cumino dei prati, kummel，Carum carvi)；
- 印度藏茴香籽（Semi di Ajowan，Carum Ajowan)；
- 孜然籽（Semi di Cumino，Cuminum cyminum)；
- 芫荽籽（Semi di Coriandolo，Coriandrum sativum)；
- 茴芹籽（Semi di Anice Verde，Pimpinella anisum)。

说到八角，还有一种与之相似的香料，但来自完全不同的科（八角茴香科），通常被称为**中国八角**，其形状是美丽的八角星。你们可以用它来炖肉汁或给花草茶调味。但是，我建议你们去可信赖的老字号商店或草药店购买，以免与日本莽草（日本八角）混淆。日本八角有剧毒，会使人出现幻觉和癫痫，甚至引发肾炎而致人死亡。

伞形科植物，特别是我的表亲茴香，因被贴上"欺骗"或"欺诈"标签这件事深受困扰，它总会让人想起狡猾的饭店老板的一种行为：当酒尝起来不好喝了或像醋一样发酸了，他们总会提供用生茴香制成的开胃菜。茴香的强烈香气可以掩盖坏酒的味道，欺骗顾客的味觉。

你们在不欺骗任何人的情况下，可以利用伞形科植物这一特性，为某些单调的菜肴（例如一碗白米饭）增加其他风味；也可以中和一些本身气味太重的食材（例如鲑鱼）。

你们也可以用一些伞形科草本植物来为花草茶调味：这样的茶饮香气怡人，具有健胃消食的功效，而且能缓解胀气。这是因为，除了抗菌、消炎和抗氧化作用外，伞形科家族的成员还具有卓越的防酵作用，特别是当你们从全谷物和豆类中摄入了大量膳食纤维时，防酵作用就有了用武之地；此外，它们有保护神经的作用，对大脑非常友好。

下面的文章中有一个食谱，你们可以从中欣赏、品鉴美味，看到具有防酵作用的伞形科姐妹花——混合香草和香料。

吃了不胀气的黑豆浓汤

我们都知道每一撮香草或香料碎屑中都住着一个作用非凡的抗氧化剂管弦乐团。同时，别忘了它们的防酵能力是出类拔萃的，这使得它们成为豆类的理想伴侣。现在是时候说一说餐桌上的压轴硬菜——可以说是重量级的一道菜——美味、芬芳的豆子汤了。它具有破纪录的ORAC值。

可供4人食用。

准备160克干黑豆。如果你们时间紧迫，就准备480克罐装的熟黑豆并沥干。

1罐去皮番茄（或番茄丁）、1汤匙双倍浓缩番茄酱、2汤匙特级初榨橄榄油、1瓣大蒜、1个中等大小的洋葱、2片月桂叶、1茶匙孜然籽、1茶匙芫荽籽、1茶匙黄芥子、1茶匙干百里香、1茶匙干针叶迷迭香、1茶匙埃斯佩莱特辣椒粉、一撮肉桂粉、适量盐和胡椒粉。

将干黑豆浸泡一夜。次日将其沥干，冲洗干净，放入高压锅中。倒入清水，使清水没过黑豆，水位应至少比豆子高出4个指节。

盖上锅盖，大火加压，然后转小火，煮20分钟。关火，自然降压，等待开锅，同时准备酱料。

酱料：在一个深平底锅中放入大蒜片、洋葱碎、1汤匙橄榄油和1汤匙水。

用中火将洋葱和大蒜煮软，但注意不要使其变色，然后加入一小撮盐和2片月桂叶。

同时，用研钵或咖啡豆研磨机将孜然籽、芫荽籽、黄芥子、干百里香、针叶迷迭香一起磨成粉。

将磨好的香料和一撮肉桂粉加入锅中，搅拌均匀，加入切好的番茄（或番茄丁）。

最后，加入煮熟的黑豆，加上几勺煮黑豆的水和1汤匙双倍浓缩番茄酱。

搅拌均匀后，用小火慢炖约20分钟，不要加盖子，待其整体收汁变稠。

如果变得过稠，可以再加一点儿煮黑豆的水。

撇掉月桂叶，关火，加入埃斯佩莱特辣椒粉。加入盐和胡椒粉调味，淋入剩余的橄榄油。

你们如果想要菜肴色彩斑斓，又或许夏日太阳正盛，也可以加入一杯新鲜的番茄丁、一杯煮熟的玉米粒和一汤匙新鲜的欧芹碎。

冷却至温热食用，辅以糙米或墨西哥玉米饼，就是一道美味、饱腹的佳肴。如果时间有限，搭配一盘意大利面食用味道也很好。

异域风情和潮流：姜和它的家族

我告诉你们一个真相：我们这些意大利本土的香料和香草有点嫉妒更具异国情调的姜科植物，例如姜、姜黄、小豆蔻和香豆蔻。

所有想要跟风炫耀自己是多么健康的食物都会在它们的食谱中强行加入一些姜或姜黄。

我无意删减姜科植物药用特性中的任何一条：科学文献中充斥着关于其抗氧化、抗抑郁、抗炎甚至抗癌功效的科学证据。仅在过去的3年中，研究人员就开展了多达451项科学研究，以探寻姜黄素与抗癌作用之间的关联。

说到姜黄素，为了提高姜黄素的生物可利用率（即确保姜黄素被人体吸收），请记住务必将姜黄素与辛辣型香料（如黑胡椒或辣椒）结合使用，一如数千年来中东和远东国家使用混合香料的习惯。

可以说，姜黄素具有无可替代的健康效果和最大的生物利用度。不过，有一点值得注意：意大利传统香料和香草在地中海盆地已经使用了数千年，使用香料和香草早已成为人们的习惯。但遗憾的是，你们的DNA识别、熟悉姜科植物的时间尚短。我这不是出于嫉妒，不过，我建议你们少量使用它们；凡与干香料有关的，"一撮"规则始终适用；你们若还是将信将疑，那就遵从自己的味觉。食物的本真味道永远不应该被香料的味道所覆盖。

香料和香草：分量和使用方法

即使我们不是姜科植物，在使用时，按照"一撮"的量使用我们也总是没错的：可以及时丰富菜肴的口味，还不会带来毁掉一道菜的风险，毕竟你们已经在这道菜里加了太多东西了。

这里是一份香草或香料的量。

- 如果是干的，**1茶匙现磨的种子或粉**。
- 如果是新鲜的，**1汤匙切碎的量**。

说到使用方法，不要忘记烹饪过程中香草的盛气凌人和香料的谦卑羞怯。我们再重复一遍：我们蔬菜是一个管弦乐团，少量混合使用几种香料、香草，总比单独且大量地使用一种要更合理和健康。

混合香料中的楷模 —— 中东的扎阿塔儿（Zaatar），堪称绝妙的香料组合。详见下文。

扎阿塔儿，快乐大脑的抗氧化混合物

扎阿塔儿是一种简单又极其实用的混合香料。它由以下4种基

础调味料混合而成。

● 漆树粉（sumac），呈漂亮的紫罗兰色，散发着类似柠檬的酸味。它是我们健康的珍贵盟友，在抗氧化方面独占鳌头：截至目前，它是抗氧化剂含量最高的植物。

● 干百里香，一种气味非常浓郁的香草，地中海传统饮食中常见的植物。富含抗氧化剂和精油，具有抗菌、防酵的作用。一些厨师会将其替换为夏季香薄荷、牛至、马郁兰等唇形科家族的植物。

● 芝麻籽，富含钙和人体必需的脂肪酸。

● 精制盐，增强混合香料的味道，并有助于从香料和香草中提取植物化学物质。

原料：

- 4汤匙干百里香。若想要味道更复杂，可以加入2汤匙干百里香、1汤匙干牛至和1汤匙干马郁兰。

- 2汤匙漆树粉。

- 2汤匙芝麻籽。

- 1茶匙精制盐。

将精制盐和芝麻籽倒入热锅，略烤几分钟，然后把它们放在一旁，冷却后与漆树粉、干百里香一起倒入研钵中。平稳地转动研杵，将它们研磨成质地均匀、芳香四溢的粉末。漆树粉的新鲜、盐的咸味、百里香的芳香、芝麻籽奶油般的绵密感融为一体，仿佛举行了一场甜蜜的婚礼。

将粉末倒入食品储藏罐中，密封后储存在阴凉、干燥的地方。

> 享受扎阿塔儿的方式有许多种：可以涂在一片浸过油的热面包上，类似于普切塔①的做法；搭配一碗米饭或其他谷物饭；为大豆汤或鹰嘴豆汤调味；和酸奶一起做成美味的蘸酱，用来蘸面包丁或蔬菜食用。

　　我们香草和香料心地善良，是名副其实的健康因子浓缩物，而我们此前所说的防酵作用也只是其中一个功效罢了。

　　自然界中有一些食物，经过发酵，也有益于你们的身心健康。

　　因此，我把发言权交还给乳酸杆菌，它将在下一章中告诉你们很多趣事。

---

① 普切塔：意式烤面包（表面涂有橄榄油，并且经常添加番茄丁）。

22 用发酵食品保障好心情
发酵食品的超能力

大家好，欢迎回来，我是乳酸杆菌。我们在之前已经见过面了，但在这里我需要啰唆几件事情，你们可以在厨房里注意一下，以帮助我在最佳状态下成长、繁殖。

正如前文所说，丰富的**膳食纤维是帮助我们茁壮生长的关键所在**。

如果还想锦上添花，就**吃发酵食品**，这些食品天然含有大量的活性友好细菌，可以抵御胃部恶劣的酸性环境，使得这些细菌抵达肠道时依然非常强壮，从而对肠道健康非常有益。

你们人类中一些专业人士已经提出了"吞服益生菌片不是更容易吗？现在网上到处都能买到这些药片，甚至不需要再去药店买"之类的观点。

拜托！我举双手赞同我的益生菌兄弟：它们数量众多，可以给你们的肠道提供安全保障。但正因如此，最好让医生开处方后，再服用它们。

还有一个原因，我们的瑞士兄弟都是经过筛选、彼此平等的，而当我们这些天然杆菌生活在发酵食品中时，会有一千多种不同的类型，我们时刻准备着与任何类型的病原体恶霸作战。

选择瑞士学校或"街道是我的学校"？

有一天，我看到了我的一个梭菌属兄弟。它最为奸诈，经常见风使舵、背信弃义。当我单独或者在几个朋友的陪伴下遇到它时，它非常害羞、温恭贤良、乐善好施。但当它与其他梭状芽孢杆菌同时出现时，情况就会急转直下，特别是它和艰难梭菌混在一起时，一切变得更糟糕：它成了一个真正的地痞流氓，它会用严重的结肠炎蹂躏你们，甚至让你们生不如死。

这就很好理解，当一群穿着相同制服、头发梳得整整齐齐的益生菌小学生面对梭菌属时，日子当然过得不如意。

我仍然记得一组经过超级大筛选的乳酸杆菌告诉梭菌属："少安毋躁，保持安静，不要再沉迷于啃食无辜的肠道上皮细胞了！"梭菌属成群结队逃跑时，对着乳酸杆菌哈哈大笑，还朝它们发射细菌素（bacteriocin）炮弹 —— 细菌素由我们细菌产生，可以杀死靠近我们的其他有害细菌。

除我们之外的天然益生菌，有黑皮、黄皮、白皮、红皮等各种类型，在街边长大，随时准备应对各种突发事件。因此，当我们遇到这种场面，情况要好得多：当我们形成了一个部落时，就会有一千多个不同的形态和颜色，我们会把梭菌痛扁一顿，把病原体当作食物。

发酵食品很适宜我们生存，它们给我们提供养分和生长空间，使我们茁壮成长。那么，它们到底做了些什么呢？关于这一点，我相信了解一些历史会有助于你们理解。

接下来的发言时间留给我的长双歧杆菌（Bifidobacterium Longum）兄弟。它是个文化人，毕竟它有两个头，上知天文，下知地理。它还授权我帮它发表了一篇关于发酵食品的毕业论文。

长双歧杆菌的毕业论文：发酵食品的历史和用途

发酵食品存在于所有民族的传统饮食中：据推测，早在一万年前，你们人类就会发酵食物，即有意识地将牛奶、水果、大米或蜂蜜制成发酵食品。随着农业文明的出现，食品种类越来越丰富，发酵食品的种类也经历了一个蓬勃扩张的发展阶段。不久之后，蔬菜、海鲜、肉、乳制品、谷物、大豆和其他豆类也进入了发酵产品的世界。

为什么发酵应用得如此广泛？因为那时候还没有冰箱，古代人利用发酵来长期保存食物。酒精、乳酸、醋酸和细菌素是微生物发酵产生的一些副产品，它们可以保护食物免于腐败和污染。

发酵还被用于改善食品的感官特征，如味道、质地。例如，橄榄泡在盐水中能进行自发酵，因为它的果实中天然的乳酸菌和酵母菌会在盐水中产生作用。这个发酵过程去除了多酚类化合物过重的苦味，如果缺少发酵过程，橄榄就无法食用。

获得发酵食物的主要方法有两种：第一种，利用食物中本身存在的微生物进行发酵，如橄榄、发酵蔬菜的制作方法；第二种，通过在食物中添加选定的微生物进行培养。

在采用第二种方法的情况下，根据食物不同的特点，可以采用自然更新的方式进行发酵，每次在要发酵的食物中加入少量的发酵食物，就像家庭自制酸奶或发老面团的过程那样；也可以尝试从零开始，每次都加入原代培养物，这种做法在加工食品的生产中非常普遍，因为它可以使最终产品的感官特征标准化。

如面包、葡萄酒和啤酒等发酵食品会通过一些加工处理技术使得最终呈现的产品中不含微生物；而其他许多食品（如酸奶、开菲尔发酵乳、康普茶、味噌和发酵蔬菜）则含有非常丰富的活性细菌和酵母菌。发酵蔬菜中，以卷心菜为基底的德国酸菜和用大白菜、大蒜及香料腌制成的传统泡菜是典型发酵食品。

发酵食品为什么对人类健康如此有益？主要有以下3个原因。

❶ 它们含有对健康有益的微生物，如乳酸菌。大多数发酵食品每克中含有超过100万的微生物。发酵食品中有一种"基质"，这种"基质"可以保护微生物免受胃酸侵蚀，确保它们一直生活在肠道中。

不过，通常它们的寿命极其短暂。这意味着一生只吃一份发酵蔬菜难以改善你们肠道微生物群的状况。尽管存在时间短暂，但这些微生物对肠道而言非常珍贵，比方说，它们能与病原体相抗争，保护人体免受感染。

❷ 发酵的一些代谢物、副产品，能够改善身体状况。举个例子，乳酸菌是许多食物发酵的关键角色，在发酵过程中，它能产生许多分子，如肽、聚酰胺和短链脂肪酸。这些分子对心血管健康、新陈代谢，以及神经、免疫系统的调节都有重要影响。

❸ 最后，发酵能灭活毒素、反营养物质和其他对身体有害的分子。例如，大豆在发酵过程中，会降低阻碍铁和其他矿物质吸收的

植酸浓度；而在乳制品的发酵过程中，乳糖被微生物消化了，这对乳糖不耐受的人而言至关重要，因为他们体内无法产生代谢乳糖的酶。

大脑也喜欢发酵食品：常吃富含天然益生菌的食物（如开菲尔发酵乳、发酵蔬菜、康普茶和味噌）可以缓解焦虑和抑都症状。发酵食品富含双歧杆菌，有助于改善各种心理障碍的症状，如焦虑、压力过大和抑都；此外，它们能增强记忆力，提高思维清晰度和敏锐度。

准备吃饭

你们读过我兄弟长双歧杆菌写的毕业论文了吧？

此前，你们已经了解到我不善言辞。但现在我想告诉你们一些我的肺腑之言 —— 关于需要保存在冰箱里的最佳发酵品。

开菲尔发酵乳

开菲尔发酵乳是一种特殊的发酵牛奶，尝起来略带酸味，入口微微起泡，质地如奶油般丝滑。其实，早在4 000年前其配方就在高加索山区的部落中代代相传了。它被认为是家庭财富和身体健康的真正来源。事实上，它的名字来自斯拉夫语中的"keif"一词，意为财富。

我们杆菌如一个真正的部落聚集在一起制作克菲尔发酵乳，我们手拉手形成一个个小球，你们人类称之为"克菲尔粒"。

在这种颗粒状态下，我们是一个"小部落"。长双歧杆菌兄弟会文雅地称之为**"共生体"**（symbiont），意思是**"生活在一起"**。这个小部落由酵母菌组成，其中甚至包括一些能够发酵乳糖的菌种及产生乳酸和醋酸的菌种。我们之所以是共生体，正是由于我们彼此都相依为命：酵母菌表亲合成维生素、氨基酸和其他对我们细菌生长至关重要的成分，而我们细菌则产生代谢物，为酵母菌提供能量。这个小生态系统由一种很小的糊状胶质（克菲尔基质）维系在一起（这种胶质可不太好吃）。这是一种蛋白质和多糖的基质，能够使克菲尔粒保持稳定，即使在恶劣的环境中也能生存下来。

正如我们所说，在克菲尔粒中，我们是一个多彩的部落：主要是乳酸杆菌和乳酸链球菌，它们占整体颗粒的65%～80%，而酵母菌占20%～35%。我们不光在克菲尔粒中极其繁荣昌盛，在最终产品克菲尔发酵乳中也到处是我们的身影。我们错落地交织在酵母菌和细菌之间，每毫升克菲尔发酵乳中至少有1 000万个细菌。

我们是**真正的天然益生菌**，充满着活力，因此我们中的大多数对胃酸和胆汁有抵抗力，可以黏附在你们的肠道细胞上。

因此，当你们喝下一小杯克菲尔发酵乳时，大量经受过街边生活历练的细菌和酵母菌抵达你们体内的黏膜，帮助你们对抗病原体 —— 如引起严重胃肠炎的沙门氏菌、导致讨厌的阴道炎的白色念珠菌，还有幽门螺杆菌和许多其他病原体。此外，有关体外培养和动物模型的研究结果表明，克菲尔发酵乳可以作为抗氧化剂和抗炎剂（大脑的朋友），还可以降低血糖水平和预防肿瘤。

发酵蔬菜

或许由于萝卜硫素，又或许由于优质膳食纤维，我们乳酸杆菌实在对卷心菜有所偏爱。这就解释了为什么在发酵蔬菜中，酸菜虽是最古老的，但时至今日依然是最受欢迎的。卷心菜在德国和欧洲许多其他国家、亚洲一些国家和美国等国家消费量巨大。酸菜是卷心菜自发酵的产物，它是将卷心菜切成薄片后放入盐水中腌制而成的。

在卷心菜中，我们也是一个部落：在明串球菌属菌和乳酸杆菌中，我们产生了乳酸等有机酸，使卷心菜保持低pH值以免于腐烂。

我们在酸菜中和在克菲尔发酵乳中一样，也有潜在的益生菌作用，因为我们可以黏附在肠道细胞上，抑止病原体的生长。

除了卷心菜，我们还喜欢许多其他腌制蔬菜：西葫芦、黄瓜、胡萝卜、茴香、西蓝花、花椰菜和姜等。同样，自发酵的主角依然是乳酸菌双胞胎，它们早早就存在于蔬菜上，在盐水中快乐地增殖，产生有助于蔬菜储存的乳酸。食用发酵蔬菜对身体有如下益处。

• 蔬菜不含乳制品，所以几乎所有人都能很好地接受。

• 发酵蔬菜含有大量乳酸杆菌，它们能完整地进入肠道，增强微生物群的力量。

• 发酵蔬菜含有大量的B族维生素和多酚类物质，正是由于微生物菌落，这些物质转化为活性化合物。

• 也正因为第3点，发酵蔬菜有很强的能力保护细胞免受氧化。氧化在很大程度上困扰着你们的大脑。

为了更好地照顾我们，我在下文中给你们提供了食谱，你们可以自制发酵蔬菜。这是一个帮助你们以简单、平价的方式获得健康的机会。最重要的是，这是一串美妙的音符，悦耳动听：当我们在你们的罐子里疯狂生长时，你们如果在橱柜旁保持安静，就能够听到我们的声音。

准备好应对一切杆菌：发酵蔬菜

发酵蔬菜做法很简单，大自然已经做了几乎所有的工作，依照以下步骤做出的美食对友好的肠道细菌来说绝对健康。

首先，准备浓度为3%的盐水：在1升水中加入30克无碘（碘会阻碍细菌生长）天然海盐，煮沸；待其冷却，密封储存在玻璃瓶多余的盐水可以用于后续的准备工作。

选用你们喜欢的紧实型的蔬菜（胡萝卜、萝卜、甜菜根、西蓝花、花椰菜、卷心菜、芹菜等），将它们去皮、切小，切成方块、长条状、厚片都可以。切记，千万不要使用绿叶菜，它们会变软、发苦；也不要使用茄科蔬菜，如土豆、番茄，它们会变软，甚至释放微量毒素。

将切好的蔬菜塞入可以密封的空玻璃罐中。玻璃罐种类不限，只要是适合家庭储存的都可以，韦克密封罐（Weck）、四季果酱罐（Quattro Stagioni）都是不错的选择。

将盐水注入装满蔬菜的罐子内，没过所有蔬菜大约1厘米高。用加压片压一下蔬菜，确保所有蔬菜在水面以下。盖上盖子，将其静置在食品柜的黑暗处，保持室温（理想温度为20℃～25℃），腌制两周。

开罐后，请保存在冰箱冷藏室内。

你们是否担心自制罐头中会出现肉毒杆菌？请放心：盐水的浓度和细菌产生的乳酸使肉毒杆菌孢子无法繁殖。因此，你们只需注意制作合适的盐水（浓度最低为3%），等待足够的腌制时间（2～3周），让我们的杆菌朋友产生适量的乳酸。

我在家庭中所做的测试，都使用了专业的酸度计（pH计），所有成品泡菜的pH值都为3.8或更低。pH值低于4的环境中，肉毒杆菌无论多么强悍骄纵，都无法生存。

　　发酵后蔬菜的品质和味道如何？它们口感爽脆，颜色鲜艳，味道酸咸，深受人们喜欢。既然泡菜是一种富含益生菌的蔬菜，那希望你们在每顿饭的开始，甚至在聚会用餐前，都适量食用它们。它们非常适合搭配过于丰盛或油腻的食物，对你们来说，它们简直就是一种天然助消化剂。

发酵的大豆

让我们谈谈我们的异国兄弟吧。

味噌是一种传统的日本调味料，由发酵的大豆制成，可用于制作味噌汤。使用的原代培养物是米麴菌（kōji-kin），由丝状真菌的表亲米曲霉生成。日本人经常用米曲霉来制作清酒，在酿酒过程中，他们有时会加入一些乳酸菌，配合酿酒酵母使用。

丹贝（tempeh）是印度尼西亚的一种传统食品，由煮熟的黄豆发酵而成。同样，原代培养物是一种真菌表亲 —— 少孢根霉（Rhizopus oligosporus）。在室温下，真菌只需要36个小时就能产出一种柔软的白色"小饼"，质地黏软、味道温和，让人联想到蘑菇。在丹贝中，除了原代培养真菌外，你们还会发现一个比克菲尔发酵乳或发酵蔬菜中的菌群还要小的乳酸菌小部落。

除了益生菌效应外，食用大豆发酵物还有一个益处，就是降低体内植酸水平（植酸会阻碍铁和锌的吸收）。在丹贝的根霉（Rhizopus）中，存在一种能"分解"植酸的酶。

因此，你们人类帮助我们，给我们提供大豆的膳食纤维和糖分，我们杆菌就能反过来报答你们 —— 向你们提供益生菌所需的物质，以及容易被人体消化和吸收的丰富的营养物质。

和平共处、互惠互利才能双赢，你们觉得呢？

SCOBY-DOO —— 康普茶中我的部落

康普茶是一种发酵茶，具有酸味，带点气。康普茶起源于中国北方，自西汉（公元前200年左右）以来就被人类大量饮用。后来，这种发酵茶传到俄罗斯和一些东欧国家，成为一种广受人们欢迎的饮料。传统的康普茶是利用红茶和糖，结合我们的一个名字非常有趣的部落发酵而成的。这个部落由一种特殊的酵母和细菌组合而成，名为SCOBY，是英语Symbiotic Culture of Bacteria and Yeast的缩写，可以简称为"红茶菌"。在我们这个充满智慧、和平共处的联盟中，酵母菌将糖转化为乙醇，而我们细菌将乙醇转化为乙醛和乙酸。康普茶的酸度恰恰取决于乙酸的含量，乙酸可以抑制几种病原体（如沙门氏菌和幽门螺杆菌）的生长和繁殖。

动物研究结果显示，康普茶能有效对抗氧化反应，降低血糖和血液中胆固醇的浓度。它的抗氧化和抗炎作用似乎源于茶叶中丰富的多酚类物质，这些物质本就存在，但经历发酵后，其性能会更加活跃。

总结一下：在生活中添一点儿发酵物！

吃了发酵食品如同你买的彩票获得了中所有奖项的可能，它为你们提供了种类繁多、大量、坚韧的益生菌，以及维生素、多酚和其他有益的化合物。它能够帮助人体对抗炎症和氧化的压力，改善血糖水平，促进身体健康。

对发酵食品，你们也要拿出一些勇气，让自己多待在厨房里：在家中很容易就能制作许多价格亲民的发酵食品，如克菲尔发酵乳和发酵蔬菜等。全家人每天都可以食用它们。

理想情况下，你们可以随时随地品尝到美味的发酵蔬菜。

"理想情况下，确实如此。"乔治说。

谁是乔治呢？下一章的开头将揭晓。

英雄英年早逝
需要"英雄般的意志力"，还是只需要"每次改变一点点"？

"这需要拥有英雄般的意志力，你的动力不足，只想吃好就够了吗？"这种话都是胡说八道。英雄英年早逝，因为他们总是夸大其词。我想长命百岁，看着我的孙子长大成人。

"医生，请你告诉我，我能做什么？我希望这一切成为可能。"

乔治，一位50岁的计算机工程师，长期以来一直与超重、情绪低落和慢性疲劳做斗争，他向我们展示了超越一切健康饮食论著的前进方向。

关键词：可及性

最近发表于某些国际科学期刊的一些科学研究报告宣称，实践富含果蔬的多样化饮食对应的做法绝不是"我必须这样饮食才健康"或"那样饮食是不健康的"，也不是"瞧，这个东西对我有害"等极端想法。

这有点儿像香烟外包装上写的"吸烟有害健康"：保留了有关机构和烟草制造商最后那点可怜的良心。但从科学的角度上看，这种标语对减少吸烟没有一点儿效果。相比之下，在公共场所禁止吸烟这种措施，能使吸烟者感觉"更不方便"。尽管这种措施不能完全杜绝吸烟行为，但要比那种标示宣传语有效得多。

因此，不要满足于用"至少我告诉过你这对你有害"之类的说法来减轻我们的负罪感。基于科学，让我们尝试往科学文献提到过的方向继续努力。

文献中有哪些变量与"对身体、心情最有营养的饮食"相关？让我们一起来看一下。

• 对水果、蔬菜的家庭偏好 —— 一家人应用行动来表明对植物性饮食的偏好，而非仅凭语言。

在我们这个时代，一旦谈到如何促进良好的行为，语言的作用就会被高估：太多人都在高谈阔论，长篇大论地讨论该怎么做，但很少有人真正去做。因此，花点时间去厨房看看我是如何做的吧！

• 家庭用餐频率 —— 如何安排家中的一日三餐。一家人越注意在固定时间进餐，且用餐后完全分享食用每道菜的体验，饮食就越健康。

• 食物的**可及性**（Availability）—— 比较容易获得新鲜、健康的食物。

正如乔治所说，"可及性"是个关键词：我们能使吸烟行为变得"不方便"，我们也必须使新鲜植物性食物变得"非常方便"、触手可及。

• **父母的自我效能感**（Self-efficacy）。

自我效能感属于人的心理维度，据此我们觉得自己有办法改善自己的行为。不要把它想得过于复杂，它是非常具体的。**低自我效能感**对应的是这种情形：如果我们的孩子在吃薯片等零食，我们别站在旁边说长道短，虽然这样做根本没用。这些话，孩子会左耳进右耳出。**高自我效能感**对应的则是：先让孩子在盘子里找到一种漂亮的彩色蔬菜，这样他也许就不会在吃饭之前一直啃面包和火腿了。让我们试试，看看效果如何。在心理学中，自我效能感是一个可训练的心理维度，因此，我们每天都**可以训练自己养成更好的习惯**，如果我们与其他人分享经验，效果会更好。让我们在家里吃饭、在学校茶歇时进行实验。我们为什么不能是决策者呢？我们可以在学校食堂、公司餐厅、医院及其他公共场所增加健康食物的可及性。

一些日常生活中的实用建议

外出就餐

❶ 饭前先来一杯水。不用喝太多，半杯就够了。

❷ 要求菜品上齐后再上主食。无意识地吃主食是"一下馆子就发胖"的主要原因之一。

❸ 以蔬菜为"开胃菜"。当然，应该选择一家爱用蔬菜制作主菜的餐厅，蔬菜可不是微不足道的配菜。

❹ 浏览整个菜单，如果不是单独就餐，可以分享选择的菜品：例如，可以少点一道菜，可以与同伴互相分享对方要吃的菜。你们可以了解不同的味道，拥有不同的就餐感受和情绪。

在家用餐

❶ 重新整理食品柜和冰箱里的食物：把洗净、切好的水果和蔬菜放在自己的视线范围内，最好放在孩子的视线范围内。也就是放在孩子够得着，并且一眼就能看见的地方（例如，放在透明的容器和袋子里）。

没有孩子愿意吃冰箱保鲜室底部已经被压坏的苹果。很多孩子愿意吃清洗干净、切成适口大小（和他们的小嘴一样大）的彩色水果。

记住，切开的蔬菜尚能很好地抵抗氧化，而切好的水果则会迅速氧化、变色。

在将切好的水果放入冰箱之前，可以在上面挤点儿柠檬汁，氧化、变色问题就会迎刃而解。

❷ 用餐前先喝杯水，且第一口要吃蔬菜。应选择应季蔬菜，生食或熟食都可以，而且要记住，行胜于言！

❸ 在家里最显眼、经过次数最多的地方（如厨房或客厅的桌子），应备有一壶水、几个空杯子、一些新鲜水果、外皮干净的坚果，以及一把轧果钳。可及性是一种"温和的鼓励"，不断刺激我们重复健康行为，养成好习惯。让我们先做自己的"大人"，并且在每一次做出改变时对孩子说："你想尝试吗？"

我建议你们不要认为"有人强迫我吃这个讨厌的苹果"，而摆出苦瓜脸，相反，你们要表现出"这个苹果对健康有益，我才需要吃"或者"这个苹果新鲜多汁，很好吃"的样子。

如果你们总摆出一副"有人逼我这样做"的表情，那最好不要在孩子面前吃任何东西：小家伙们最会察言观色，他们很容易就会被你们的表情吸引而拒绝食用新鲜水果。

准备好布置餐桌了吗？

好了，现在我们准备布置"快乐心情餐桌"了。最重要的是，能给大脑"充电"的美食已经准备妥当，可以装盘了。

24 在餐桌上！
让我们用菜刀进行一场革命

种类

几年前，我读到一篇把肺癌这种重疾与摄入果蔬的多样性联系起来的科学文章，文章中阐述的观点给我留下了深刻的印象：一个人吃的食物的种类越多，且超出推荐食用数量，罹患肺癌的风险就越小。

最近的研究结果表明，抑郁症和心血管疾病的患病风险也与果蔬摄入情况有关：一个人吃的水果和蔬菜种类越多，身体和精神两个层面的健康状况就越好。

你们会发现，我从来不建议你们摄入大量的蔬菜和水果，因为这反而可能导致胃胀、味蕾得不到满足。

我一直建议你们**每天换着花样吃水果、蔬菜，尤其是蔬菜**。这甚至可以说是你们的义务。正如蔬菜朋友发表的独家声明中所讲的，每种蔬菜都拥有不同的膳食纤维和植物化学物质，且没有任何一种蔬菜本身可以成为每天都要吃的"理想型"蔬菜。

但不要因为过度迷恋品种而走火入魔。最简单的做法是，你们只要在一年中的任何时间里，了解大自然的生物多样性，以此为准绳，吃应季的果蔬就好。在本章结尾的膳食描述中，你们会发现需要摄入的蔬菜数量都比较少，但种类是非常多样化的。你们可以轻松地将不同的蔬菜组合在一起，搭配成一道道独一无二的菜肴。

质量

即使你们并不打算成为美食家，也要对食材怀有好奇心：食材的产地在哪里，盘中的果蔬是如何种植的？这当然会更容易满足味觉体验，你们可以欣赏到更好的色泽，尝到更佳的味道，品到更优的质地。更重要的是，你们的身体和精神会更加健康，你们能享受到更多含有多酚类抗氧化剂和其他健康植物化学物质的食物。

人造杀虫剂，天然杀虫剂：植物的最后一句话

亲爱的读者，不好意思，我们又要啰唆两句了，因为这个话题太重要了。我们是蔬菜，熟悉我们的朋友都称我们为"无与伦比的蔬菜"。我们必须告诉你们一些关于我们如何生长的基本情况。

我们越是在野外环境中生长，没有获得你们的任何帮助，就越要靠自己合成所需的天然杀虫剂。

你们制造的杀虫剂当然能让害虫远离我们，但也会给我们的昆虫朋友造成很大的困扰，使其大量死亡，首当其冲的就是蜜蜂。你们的杀虫剂会使土地干涸，污染地下水。而我们的杀虫剂与之不同，由大自然创造。你

们可以从字面上或比喻义上理解这句话：它们对我们有好处，可以让害虫远离我们；对你们也有益处，可以让你们享受无数的抗氧化、抗炎特性，给你们带来好心情。

因此，希望你们不要无知又不愿了解，每次都要试着弄清楚你们吃的蔬菜是如何种植的。越野生、越有机的越好。那些热爱自己土地的农民会像母亲对待孩子一样对待土地，他们知道何时使用杀虫剂最好，而且用量要尽可能地少。最重要的是，他们能保证最后一次喷洒农药和收获之间的最短间隔。

请在农民那里寻找我们，或者在家附近的农贸市场里搜寻我们。现在，这些农贸市场在大城市里也遍地开花。

你们如果真的一无所获，可以在网上联系当地的配送服务，将新鲜蔬菜和水果送到家门口。

我们很喜欢购物平台上的朋友，多年来，我们每周都会把他们的箱子装满，除了我们蔬菜之外，箱子里还有许多其他质量上乘的农产品。

数量

想知道每种蔬菜确切的食用量，你们可以在本书中专门介绍每类蔬菜的章节中找到答案。本章后面有关膳食的部分也有提及。

正如我们之前所说的，食用量不需要过大，但种类一定要丰富。

比起蔬菜的摄入量，更重要的是动物蛋白的摄入量，这可千万不能过量摄入。

因此，我再次恳请我们的乳酸杆菌朋友发言。

肠道杆菌回归：动物蛋白是调味品，不是主菜

大家好，我很抱歉冒昧地闯入了这个不属于我的环节。我是你们的朋友乳酸杆菌，我必须告诉你们一些发生在你们肚子里的重要的事情。

科学研究结果显示，每餐的蛋白质摄入量超过20克，其实没有什么益处，除非你们是肌肉超级发达的职业运动员：超过这个量，氨基酸就不会被用来构建肌肉和细胞，只会被氧化以产生能量，最终和所有的生长因子一起堆积成不必要的赘肉，甚至导致身体发炎。最重要的是，如果蛋白质太多，它既不能用来合成肌肉，也不能用来产生能量：它会在大肠里直接被最不守规矩的腐生菌吃掉。腐生菌可以利用多余的蛋白质，但对你们的身体和精神健康毫无益处。

因此，每顿饭都请按照正确比例摄入动物性食物，这样，就可以确定你们没有喂养我们的那些腐烂的竞争对手。

就算某一餐你们不吃豆类，这部分蛋白质仍会由其他非动物来源食物来补充，例如用谷物或坚果进行替换。下面我会给你们一些换算建议，相当于大约20克纯动物来源的蛋白质；20克是你们每餐的最大蛋白质摄入量。

- **肉类：** 100克瘦肉（大约是一副扑克牌的大小）。
- **鱼类：** 150克净产品（例如，一小块鲷鱼）。
- **鸡蛋（指全蛋）：** 1.5个。
- **硬质奶酪：** 70克。营养成分超级集中的奶酪，如帕尔玛奶酪或佩科里诺奶酪，只需要60克。
- **鲜奶酪。** 100~120克。比方说，一个包装好的中等大小的马苏里拉奶酪或一块利古里亚经典奶酪（Crescenza）。

你们应当把蛋白质看作调味品，少量摄入。在任何情况下，这些少量的动物蛋白都应当与大量的膳食纤维结合在一起。如果你们往下输送的是种类丰富的优良营养物质，我们友好的肠道细菌会更有力地监管腐生、促炎的竞争者。

其他一般规则

在厨房里会用到的5个关键工具

为了在厨房里做几乎所有的事情，需要以下工具。

● 一把质量上乘、精细打磨的主厨刀。这把刀将是你们的手和头脑的真正延伸。因此这把刀需要好好打磨，握刀的手不能僵硬，而且使用时要格外小心。

本书作者并不打算开设一门如何选择、如何使用菜刀的课程。如有疑问，你们可以向身边的人咨询，或向该领域的专家求助。

● 一把小刀，用于精准切割食材。

● 一把坚实的全金属削皮器（弓形结构最理想），用于去皮或将蔬菜切成极薄的片。

● 一块大且卫生的案板。竹制的就可以，如果想要一块特别耐洗、可消毒的，建议选用高密度聚乙烯材质的。

● 一块棉布，别在腰间，以随时保持手部卫生、干燥，这样就不必特意走到挂着棉布的墙边擦手了。

肚子不习惯膳食纤维？循序渐进，细分阶段！

为了避免一开始因肠道菌群难以习惯膳食纤维而引起腹部不适，你们应该逐渐增加食用量，尤其是豆类和蔬菜膳食。

● **豆类：**第一周每天摄入半份（60克熟的），第二周每天摄入一整份（120克熟的），第三周每天食用一份半，从第四周开始每天可以摄入两份。如果肠胃不适，就适当放慢速度，如一周选择一天吃1～2汤匙豆类。更多关于这种渐进方法的细节，你们已经在第9、10章中阅读过了。

在这个过程中，你们可以充分利用家用绞菜机：如果肚子持续抗议，就使用中部带滤网的绞菜机。这样，大部分纤维会留在滤网上，你们吃下的是过滤后的豆泥。

- **蔬菜：**每天增加一份的量，直到达到推荐食用量。

生物钟

我们的细胞在白天较晚上活跃。为了适应它们的生物钟，你们最好在白天多吃一点，在晚上少吃一点。

不要因"像国王一样吃早餐，像王子一样吃午餐，像穷人一样吃晚餐"这个用餐规律被奉为金科玉律而饱受折磨，不过仍要尝试在身体能够消化、吸收的时段多吃一些，在身体更倾向于放松休息的时间少吃一些。

尽量在睡觉前的几个小时用完晚餐。

你们会在第27章中找到更多有关尊重生物钟的细节。

液体：喝什么

饮水，而且要大量饮水，平均每天至少要喝1.5升水。但最重要的是，**合理分配一天的饮水量。**

- 水。
- 番茶（如果想喝零茶碱饮料，就喝茎茶；如果想摄入一点茶碱，就泡制焙茶茶叶）。
- 绿茶或白茶（如果想用多一点茶碱来"提神"）。
- 你们如果想要在炎热的天气里更凉爽一些，可以用木槿花或自己喜欢的水果浸制花果茶。
- 蔬菜汤，在午餐和晚餐期间喝蔬菜汤也是一个很好的选择。

当然，上述所有饮料都**不含糖或人工甜味剂**。

进攻阶段和维持阶段

在本章结尾的膳食描述中你们能够看到，我推荐了一个持续一个月的**强化清洁阶段**，在这个阶段你们将只吃100%的植物性食物，不吃肉、鱼、蛋和乳制品。

这是为了最大限度地发挥植物性饮食的抗氧化效果，同时，温和地激活情绪和精神能量。

在第一个月，考虑到完全植物性饮食可能带来**缺乏维生素D和维生素B$_{12}$的风险**，我建议你们每天服用复合维生素片。最好服用定量的维生素D和维生素B$_{12}$，建议每天服用1 000国际单位（IU）维生素D和50微克维生素B$_{12}$。

第一个月后，如果你们继续施行该饮食法，就可以放心地摄入动物蛋白，不过，每周不应超过4餐，也不再需要补充维生素D和维生素B$_{12}$。通常情况下，即使是对饮食无限制的人也可能缺少这些维生素，因此你们应请医生检测你们血液中25–羟维生素D$_3$和维生素B$_{12}$的水平，以评估是否需要依据个人身体情况额外补充这些维生素。

对于**动物蛋白**深入贯彻多样化理念，并根据自己实际情况尝试不同的选择：理想情况下，可以每周吃一次鸡蛋、一块喜欢的奶酪、一份肉和一份鱼。你们如果更喜欢某一类动物产品，根据喜好改变每种蛋白质来源的食用频率是毫无问题的，例如多吃鱼而不吃奶酪。

对于动物蛋白的摄入量，请遵循前文中乳酸杆菌的建议。

重要的三餐

直到几年前，人们还在强调健康饮食应 "多餐、少食、高频次"这样的理念：这样的饮食习惯可以在一天内多次激活身体的代谢功能，你们就不会感到饥饿。

这简直荒谬至极。最近关于微生物群和细胞生物钟的研究结果表明，两餐之间一定要**有足够长的时间**，这非常重要，甚至可以说是必需的。这样一来，友好的肠道细菌能有时间进食和繁殖。值得一提的是，留出间隔能够让细胞启动自我清洁程序 —— 最重要的是让大脑进行自我清洁。入睡的前几个小时是细胞自我清洁的最佳时间，在此期间自我清洁程序会运行得非常顺畅。

正因如此，你们应尊重**一日三餐的传统**。只有从事大量体力活动的情况下，你们才可以在进行此活动前一小时或此活动后一小时吃点类似于早餐的点心。

早餐：丰富但极易消化

早餐菜单如下。

● 40毫升发酵牛奶（酸奶，最好是克菲尔发酵乳）与1茶匙亚麻籽（用研钵或咖啡磨豆机当场磨碎）混合。

亚麻籽应储存在冰箱里。出于实际需要，你们可以一次性研磨两周饮食所需的亚麻籽，然后将其储存在一个可密封的食品储存罐中，放入冰箱。

● 一大杯热的或温的液体，不加糖和甜味剂。根据个人口味来选择喝茶、咖啡或花草茶。

● 1份全谷物，如1片60克全麦面包、4片全麦面包片或50克100%纯燕麦片（可替换成其他谷物），不添加糖和其他成分。

● 1份（10克）果酱，最好是有机的，如果是自制并添加香料的就更好了。

在后面的文章中，你们可以从香苹果酱的制作过程中获得灵感，将其应用于其他水果（如梨或杏）。一般来说，当你们有吃不完的水果，而且水果有可能很快腐坏时，才可以考虑将它们制成果酱。在其他任何情况下，最好吃新鲜水果。

• 1份（15克）坚果（核桃、榛子、杏仁、松子、开心果、巴西栗）或油料种子（南瓜子、葵花子、芝麻、奇亚籽、亚麻籽等），或1汤匙100%纯坚果酱（杏仁酱、榛子酱或开心果酱，同样不添加糖和其他成分）。

将果酱与坚果酱混合在一起，口感温润且味道鲜美。如果混合酱过于黏稠，可以加少许水稀释。

• 1份60克新鲜或冷冻的浆果或20克果干（蓝莓、覆盆子、黑莓、醋栗、草莓、樱桃、枸杞等）。

掺杂的果酱：糖少、味道丰富

善意提醒： 为了避免这类食品中出现臭名昭著、令人生畏的肉毒杆菌，你们别急于对罐子、盖子等进行消毒，不妨少准备一些，一次准备300~400克就够了。这个量足够一个四口之家吃大约10天。另外，请务必将其密封储存在冰箱里，这样不会出现食品安全问题。

制作300~400克果酱的原料： 400克带皮的有机苹果、150克糖、半个带皮的有机柠檬、10粒荒蔓籽、3个小豆蔻荚、1茶匙肉桂粉、5颗黑胡椒粒、1/2茶匙姜粉、一小撮盐。

用流水、蔬菜刷清洗苹果。将其切成4块，去柄，纵向斜切，去掉果核。然后把它们切成方块，放入一口深锅里。挤出柠檬汁，过滤后放入锅中；用削皮器削去柠檬皮的黄色部分，将黄色部分切成条并放入锅中。

加入糖、一小撮盐和上述所有香料。用硅胶铲搅拌均匀,然后将深锅放在炉灶上。

大火煮沸后,调小火,焖煮30分钟。煮的时候,用硅胶铲不时搅动。注意锅内的气泡,这些飞溅的气泡可能烫伤你们。为避免被烫伤,可以在锅上放置一个金属防溅挡板。

煮熟后关火,用手持式搅拌机搅拌,将香料充分碾碎,直到果酱质地均匀、细腻。

戴上手套,用勺子将仍在沸腾的果酱舀入一个提前洗净的空罐中。盖上盖子,密封保存。

待罐子完全冷却,放入冰箱储存。

午餐:蔬菜和使头脑清醒的朋友

午餐菜单如下。

• 依旧从适应**2份蔬菜**开始。按照季节,结合以下几类蔬菜中的两种,搭配食用。

理想情况下,一天结束时,你们应该至少食用了以下5类蔬菜**每一类中的一种**。

ⓐ **十字花科蔬菜**:卷心菜、紫甘蓝、野甘蓝、青菜、羽衣甘蓝、花椰菜、宝塔菜花、西蓝花、西蓝薹、豆瓣菜、辣根、芝麻菜等。

十字花科蔬菜的**分量**:60克生食;120克待煮。

ⓑ **深绿色叶菜**:茖葱菜、菠菜、菊苣、药用蒲公英、牛皮菜、琉璃苣、苏打猪毛菜、西葫芦叶等。

深绿色叶菜的**分量**：60克生食；120克待煮。

ⓒ **百合科蔬菜**：红洋葱、黄洋葱、白洋葱、青葱、韭葱、火葱、芦笋。

百合科蔬菜的**分量**：芦笋200克待煮；洋葱、青葱、韭葱100克待煮；火葱50克待煮。

ⓓ **低淀粉的根茎类蔬菜（土豆除外）：**

胡萝卜、欧防风、甜菜根、块根芹、鲜姜、黑萝卜、菊芋。

根茎类蔬菜的**分量**：50克生食；100克待煮。

鲜姜可能非常辣，少用（若用于烹饪，1汤匙姜末就够了；如果生用，1茶匙就行）。

ⓔ **其他蔬菜（土豆除外）：** 所有类型的沙拉叶菜、红菊苣、洋蓟、茄子、辣椒、番茄（去皮或番茄沙司皆可）、黄瓜、茴香、芹菜、蘑菇、豇豆、荷兰豆、南瓜、西葫芦等。

其他蔬菜的**分量**：80克生食；160克待煮。

• **全谷物**：糙米、去壳法罗小麦、去壳大麦、去壳小米、去壳燕麦、去壳荞麦、黑麦粒或黑麦粉、全麦粒或全麦粉、各种真正的全麦面包、布格麦、全麦意大利面、藜麦、高粱、苔麸等。

1份的量为60克生重或150克熟重；如果是面包，1片70克的面包为一份。

• **豆类**：小扁豆、鹰嘴豆、豇豆、豌豆、蚕豆、黑小豆、红豆、绿豆、四季豆等。

1份的量为40克干豆或120克新鲜（生的或煮熟的）豆类。

• **特级初榨橄榄油：1份的量**为1汤匙。

• **香料**：姜黄粉、咖喱粉、胡椒粉、辣椒粉、孜然、芫荽籽、芥末籽（或芥末粉和芥末酱）等。

- **香草**：月桂、迷迭香、百里香、欧芹、莳萝等。

1份的量为1茶匙干香草（将籽现磨成粉），或1汤匙新鲜切碎的香草。

- **应季新鲜水果**：苹果、梨、猕猴桃、杏、桃、甜瓜、西瓜、橙子、橘子、葡萄、李子、葡萄柚、石榴等（香蕉除外）。

1份的量为150克净重（去皮后的重量）。

晚餐：更多的蔬菜

最后，晚餐菜单如下。

- **3份**蔬菜（一份在餐前，另外两份根据个人口味而定）。按照季节，从以下几类蔬菜中挑选两种，搭配食用。理想情况下，一天结束时，你们应该至少食用了以下5类蔬菜每一类中的一种。

ⓐ 十字花科蔬菜：卷心菜、紫甘蓝、野甘蓝、青菜、羽衣甘蓝、花椰菜、宝塔菜花、西蓝花、西蓝薹、豆瓣菜、辣根、芝麻菜等。

十字花科蔬菜的**分量**：60克生食；120克待煮。

ⓑ 深绿色叶菜：君荙菜、菠菜、菊苣、药用蒲公英、牛皮菜、琉璃苣、苏打猪毛菜、西葫芦叶等。

深绿色叶菜的**分量**：60克生食；120克待煮。

ⓒ 百合科植物：红洋葱、黄洋葱、白洋葱、青葱、韭葱、火葱、芦笋。

百合科植物的**分量**：芦笋200克待煮；洋葱、青葱、韭葱100克待煮；火葱50克待煮。

ⓓ 低淀粉的根茎类蔬菜（土豆除外）：
胡萝卜、欧防风、甜菜根、块根芹、鲜姜、黑萝卜、菊芋。

根茎类蔬菜的**分量**：50克生食；100克待煮。

鲜姜可能非常辣，少用（若用于烹饪，1汤匙姜末就够了；如果生用，1茶匙就行）。

e 其他蔬菜（土豆除外）：所有类型的沙拉叶菜、红菊苣、洋蓟、茄子、辣椒、番茄（去皮或番茄沙司皆可）、黄瓜、茴香、芹菜、蘑菇、豇豆、荷兰豆、南瓜、西葫芦等。

其他蔬菜的**分量**：80克生食；160克待煮。

• 全谷物：糙米、去壳法罗小麦、去壳大麦、去壳小米、去壳燕麦、去壳荞麦面、黑麦粒或黑麦粉、全麦粒或全麦粉、各种真正的全麦面包、布格麦、全麦意大利面、荞麦面、藜麦、高粱、苔麸等。

1份的量为60克生重或150克熟重；如果是面包，1片70克的面包为一份。

• 豆类：小扁豆、鹰嘴豆、豇豆、豌豆、蚕豆、黑小豆、红豆、绿豆、四季豆等。

1份的量为40克干豆或120克新鲜（生的或煮熟的）豆类。

• 特级初榨橄榄油：1份的量为1汤匙。

• 香料：姜黄粉、咖喱粉、胡椒粉或粒、辣椒粉、孜然、芫荽籽、芥末籽（或芥末粉和芥末酱）等；

• 香草：月桂、迷迭香、百里香、欧芹、莳萝等。

1份的量为1茶匙干香草（将籽现磨成粉），或1汤匙新鲜切碎的香草。

• 应季新鲜水果：苹果、梨、猕猴桃、杏、桃、甜瓜、西瓜、橙子、橘子、葡萄、李子、葡萄柚、石榴等（香蕉除外）。

1份的量为150克净重（去皮后的重量）。

有用的膳食建议

- 蔬菜、全谷物、豆类和调味品可以根据个人口味进行不同的组合，做成**美味的汤或干的"独特菜肴①"**（也便于携带）。

- 为了让**饭菜味道鲜美、让人回味无穷**，你们可以使用以下食材进行调味。

  – 自然发酵的酱油。

  – 双倍浓缩番茄酱。

  – 在烹饪过程中加入一撮海藻（裙带菜），在烹饪结束后去除。

  – 几片干蘑菇（牛肝菌或香菇）。

  – 1汤匙坚果仁，最好是烤过的。

- 如果你们觉得某一餐过于丰盛，或觉得无论如何都需要休息一下，那么，**新鲜水果**也可以放在上午茶或下午茶的时间段吃。

- 如果一餐中包含大量膳食纤维和微量的油，你们可以用以下混合料汁将油**乳化**：将1～2汤匙酸性调味品（醋、柠檬汁、乌梅汁）、一撮盐、一撮喜欢的香料或香草、1～2汤匙水混合在一起，激发调味料的效能。

- 为了在准备**蔬菜**时避免过度用秤，你们可以在这里使用省时的**体积测量法**：半杯，即容量为125毫升的量杯。半杯煮熟的蔬菜或半杯切成块的蔬菜，都是足够可靠的一份的量。

  如果你们想要一个比使用量杯更省事的方法，还要求分量可靠，那就试试把各种品质的蔬菜装**半盘**，堆成一个小丘。由于种类比数量更令人信服，所以你们可以放心地享用盘中适量的膳食纤维和抗氧化剂。

- 每周有一餐可以放开肚皮吃，即使是在强化清洁阶段的第一个月，

---

① 独特菜肴：营养均衡、食材丰富的拼盘。

不过注意仅有1顿！肉类或其他动物产品、油炸食品都可以；甚至可以喝1个酒精单位[1]的酒。

总结

如果一切按计划进行，你们应该刚从餐桌上起身，享受了一顿色香味俱全的佳肴，其中富含膳食纤维、维生素、矿物质和多酚类抗氧化剂，它们都是肠道和大脑的朋友。

现在，你们需要了解事情的反面 —— 在尝试快乐心情饮食法的过程中可能出现的禁忌证和副作用。顺便说一下，这些副作用可能令你们极其愉快。我们将在下一章中讨论这些问题。

---

[1] 1个酒精单位（AU）=1杯中等酒精度的葡萄酒（125毫升，12%vol），或1罐低酒精度啤酒（330毫升，4%～5%vol），或1小杯烈酒（40毫升，40%vol）。

如果胃部虚弱，就要将面粉过筛
"快乐心情餐桌"上的禁忌证和快乐副作用

"医生，我和我的家人都能这样吃吗？"

这是患者最常问的问题。我的患者们几乎都满足地、健康地遵循我在本书中告诉你们的"快乐心情饮食法"——也可以称之为植物性食物占主导但非压倒性地位的地中海饮食法。

我的回答是："不是每个人，但几乎是每个人。"

对体重超标的成年人来说，这绝对是最好的选择。如果他们正面临着患上西方社会典型的慢性病和精神疾病的风险或已经深受其扰，那"快乐心情饮食法"更是不二之选，这些疾病包括心血管疾病、2型糖尿病、癌症、过敏性疾病和自身免疫病、神经退行性疾病（如帕金森病和阿尔茨海默病）和心理疾病（如焦虑症、压力综合征和抑郁症）等。

自我救赎的最佳方式不是治疗而是预防！（治疗需要医生。）

请始终牢记这一点！

始终如此！

禁忌证

快乐心情饮食法不适用于以下人群：正在**成长**的儿童、青少年，营养不良的老年人，因饮食失调而体重过轻的人，或者孕妇和哺乳期的妈妈。

在快乐心情饮食法的体系中，丰富的膳食纤维会减少人体对铁、钙和锌等有价值的矿物质的吸收，也就意味着这些矿物质的可用量会减少，因此对上述人群来说，应该减少膳食纤维的摄入量。

通常采用以下方法：例如，用家用绞菜机和滤盆将膳食纤维打碎、过滤；或者更简单地说，多吃一点动物蛋白，少吃一点全谷物食品。

如果你们患有肠易激综合征，或患有更常见的肠炎或憩室病，那么就要在医生的指导下，非常谨慎地增加膳食纤维的摄入量。

想象一下，膳食纤维就像你们洗澡时用的一块有点儿磨蚀的海绵：如果皮肤完好无损，它可能有益于皮肤更新；但如果皮肤本身就已经受到刺激，那这块海绵就会让你们遭受不必要的痛苦并带给皮肤进一步的刺激。

副作用

令人不适的副作用

没什么大问题，只是一开始，肚子可能有点不舒服。

即使是健康的肠道，也很可能无法一下子适应大量膳食纤维，起初都会显示出不适的迹象。你们会在第10章和第24章中找到所有有价值的建议，让你们以温和、渐进的方式接纳膳食纤维。

令人愉快的副作用

真要讲起基于植物性食物的饮食对健康的积极作用，那我得再写一本书了。

在这一章中，我们列出了"令人愉快的副作用"，这一部分的来源仅限于患者讲述的和科学文献证实的主要内容。

正如患者告知我的那样，我将它们依次列出。

- "我的血压降低了，服用的降压药也少了。"
- "我的血糖下降了，服用的用于治疗2型糖尿病的降血糖药也减少了。"
- "我的疼痛减轻了，服用的止痛药也少了。"
- "我头疼的频次降低了。"
- "他们告诉我，我变年轻了。"
- "我有更多精力，更专注了。"
- "我有更多体力，没那么容易累了。"
- "我的睡眠状况好多了。"
- "我告别了治疗便秘的药物。"
- "我没有刻意减肥，但瘦了。"
- "我更漂亮了，皮肤更有光泽了。"

鉴于这些令人愉快的副作用，你们可以忍受一开始有点胀气的肚子。

现在，我们要研究"餐盘外"的营养物质：健康的生活习惯。虽然这些习惯不基于我们的饮食，但它们非常重要。从"生活方式"的字面意义上说，健康的生活习惯对真正的快乐饮食而言非常必要。

接下来的几章将专门讨论这个问题。

26 瘦身日
断食对心情和大脑的益处

在本书中，我们不会详述断食对细胞更新、长寿和西方社会典型的慢性疾病（心血管疾病、2型糖尿病、自身免疫病和一些癌症）的有益影响。总的来说，断食有助于瘦身，能带给身体很多益处，也是一种改善大脑功能的绝佳潜在疗法。

我的许多患者在**瘦身日**基本上只吃用橄榄油调味的蔬菜，当场直言**瘦身日**对精神健康益处多多：使情绪更稳定、更平和，最重要的是，使人思维敏捷、头脑清晰。不过，关于断食对焦虑症和抑郁症的影响的科学文献仍然很鲜见。论证抗炎饮食对缓解焦虑、压力和抑郁都有出色表现的科学文献的数量明显增加，如以植物性食物为基础的地中海饮食：低饱和脂肪酸和动物蛋白，富含蔬菜、水果、全谷物和豆类。

那么，我们在瘦身日里做什么呢？

如果情绪低落，身体对富含糖分、脂肪的食物带来的情绪奖励就会非常敏感，最好选择一种不会引起那么激烈反应的方式，如你们可以尝试"**12/12小时"类型的断食**^①，或"**限时进食**"（Time-Restricted Feeding，TRF），这些方法可以让你们在一种缓慢、渐进的理想状态下获得预期效果。这些断食方式都是大脑和生物钟的朋友，在下一章中，我会进行详细阐述。

---

① 即每日断食 12 小时。例如，在晚上 7 点以前吃晚餐，早上 7 点之后吃早餐，这就做到了 12 小时的轻断食。

27 吃饱喝足后，紧跟潘达医生
同步生物钟，保持好心情

几个月前，我在《TED演讲》这个知识的"金矿"中寻找灵感，我看到了一个短视频。

在视频中，面容和善、名字奇特的学者萨奇达南达·潘达（Satchidananda Panda）正在阐释一个具有决定性、革命性的实验。

潘达说，一群活泼的小老鼠，所有的基因都是一样的，都被喂以快餐，即高饱和脂肪酸和高糖的饮食。它们被分成以下两组。

❶ 高能量、高脂肪饮食，自由选择白天和晚上的进食时间。

❷ 与第1组饮食内容相同，但进食时间完全安排在8小时内，每天的进餐时间非常规律。例如，只在早上8点到下午4点之间进食。

在18周后，研究人员发现这两组小鼠存在着什么差异呢？

革命性差异：

● 第1组的小鼠已经变得肥胖，患有脂肪肝、代谢综合征等。西方国家某些人因营养过剩导致自身出现的典型变化在第1组小鼠身上都有体现。

● 而第2组的小鼠，它们吃了同样的东西，消耗了同样的能量，以同样的方式运动，你们觉得情况应该差不多，对吗？

事实并非如此：它们没有发胖，也没有患上代谢综合征，而且，就健康而言，它们的表现明显好于第1组小鼠。

第2组小鼠中了什么奇怪的魔法？

根本没有魔法：那只是进食时间的问题。

钟楼和腕表

在我们每个人的大脑中心，都住着一支管弦乐队的小指挥，即**下丘脑**，这是一个高级的神经中枢，调节着无数生理功能，包括激素节律、睡眠、食欲、压力反应和情绪。

在下丘脑前侧住着一个小核，即**视交叉上核**。这样命名是因为它位于视神经上方，是传递视觉刺激的神经发生交叉的地方。它也被称为人体大脑这个"城市的钟楼"上的"主时钟"。

视交叉上核为我们所有的生理功能设定了节奏，例如睡眠和消化的时间。视交叉上核从眼睛中的一种特殊的细胞中接受主要刺激。这种特殊的细胞叫作视网膜神经节细胞，是我们人体内最有效的"光敏光电管"，它能够通过一种叫作视黑蛋白的光色素，对如清晨天空那种蓝色的蓝光做出反应。

我们想象一下：一座钟楼在早上6点左右，当它接收到黎明第一道光的刺激时，第一声钟声就会敲响。"起床吧，我已经准备好消化第一餐，提升激素水平、积聚能量、提高注意力了。"

下午6点左右，天空的颜色不再湛蓝，只剩下落日的昏黄撒到了钟楼上，钟楼的钟敲响了最后一声。"开始慢下来，因为我的温度开始降低，准备进入休息和清洁模式。"

钟楼非常开明：它调节着每个器官的工作节律，也总是愿意倾听我们每个器官中的数十亿只"腕表"的声音，甚至可以说关注到了每个细胞中的"腕表"。

举个例子来说，我们每次吃东西，哪怕只吃一块小点心，肝脏和消化系统的时钟都会提醒钟楼："看，我们开始消化和吸收食物了，所以要调高温度，不要让自己处于休息和清洁模式。就像每一个好厨师都会说的那样，在做完菜之前，不要清理厨房。"

尊重我们的时钟

近年来，我们把不分昼夜随时想干任何事情的能力认为是非常"酷"的。然而，有一个问题：我们的时钟系统仍然遵循与祖先相同的**昼夜节律**——日出而作，日落而息。

如果我们偶尔有几天不尊重昼夜节律，并不会出现什么问题。但如果不尊重它成为日常生活习惯，就会带来严重的麻烦。

有多严重？不是简单的"我早上感觉有点晕"，这种麻烦会变成困扰我们这个时代数百万人的严重慢性疾病：从注意缺陷多动症到抑郁症，从失眠到焦虑症，从月经不调到不孕症，从肥胖症到2型糖尿病，从高血压病到脑卒中，从胃食管反流病到脂肪肝，从乳腺癌到结肠癌……这些仅仅是一部分例子罢了。

但是，如果你们就是喜欢夜生活，如现在的年轻人就喜欢举办"夜间派对"，那该怎么办？不要担心，喜欢就去享受，每周不超过一次即可。

因此，这里有一些**告诫**，有助于我们尽可能地遵从节律。

为了我们的好心情，更宽泛地说，为了我们每个细胞的快乐。

❶ 固定的用餐时间

正如我们之前所说的，在餐馆里，直到服务结束后才会清理厨房。因此，如果我们在一天中的不同时间不断进食，我们的时钟就被迫一直保持"厨房开放"的信号，它们就永远无法进行既定的清洁工作，以及随后的细胞更新。肠道细菌也有自己的时钟，如果我们不断进食，最友好的菌群就会难以正常繁殖。

因此，我们遵循"蓝色地带"（即世界上百岁老人最集中的地区）居民的习惯：无论他们的饭菜是红薯配红豆，还是蚕豆菊苣汤，三餐都是定时的，并且晚餐不会吃得太晚。

为什么晚餐不能推迟到很晚吃？见第二点。

❷ 晚餐不要太晚

请记住，每吃一口食物（不包括水、无营养的液体，如浸剂和花草茶），肝脏和消化系统的时钟就会告诉大脑："调高温度，醒过来，等待完成清理工作。"

因此，如果你们很晚才吃晚饭，睡眠就会受到更多干扰，食道会出现反酸，肠道会更加放肆。只有在没有更多食物需要消化吸收时，大脑的清洁工作才会启动，而太晚吃饭无疑会大大延迟大脑的行动。

这不仅意味着睡眠不好，醒来时心情不好、舌头发黏，更重要的是，长此以往，你们会难以集中注意力，学习能力变差，难以调节情绪，无法控制焦虑。

因此，至少在睡前两小时吃完晚餐。

❸ 如果可以，保持12小时为最大限度进食窗口期

正如我们在前一章所说的，12/12小时断食是最简单的断食形式（见

第226页）：我们将进食的时间窗口缩短到12小时，这是极限。例如，早上7点之后吃早餐、晚上7点之前吃晚餐，这样做的话，生物钟会非常感谢我们。

如果想要更强烈的效果，例如，在患有肥胖症、代谢性疾病或情绪障碍的情况下，将时间窗口缩短到10小时，例如，早上7点之后吃早餐，并且在下午5点之前吃晚餐。

❹ 在早晨获得光亮

醒来后，可以站在窗边吃早餐，感受阳光。如果光线昏暗或在冬季，尽可能地调整屋内的灯光，使其明亮。

在早晨，你们需要白色或白/蓝色的灯光，如老式霓虹灯或更现代化、更经济的冷光LED灯。

如果你们患有抑郁症或焦虑症，可以购买一盏白光台灯。吃早餐时，把它放在眼睛一侧，持续照明至少20分钟，绝不要放在正前方。这样，你们就不会因直视光源而感到眩晕。

同样，在工作场所，最好有一张靠近窗户的桌子。如果没有，最好有足够的人工照明，还是要用白/蓝光。这样一来，大脑中的"钟楼"就会发出能量充足、注意力集中和心情良好的信号。

❺ 如果可以，就用自然光

LED灯固然不错，但自然光的能量频率更好。因此，在早晨，你们可以到室外放松一下。乘此机会，步行、走楼梯，花大约15分钟，用自然光"喂饱"自己。

❻ 在下午或清晨进行体育活动

在下午晚些时候，此时的"钟楼"已经充满光能，我们的肌肉也处于最高效的状态。

在早上，如果条件适宜进行体育活动，体温会升高，肌肉也得到良好舒展，会帮助"钟楼"向整个身体发出唤醒的信号。相反，你们如果在晚上或半夜做剧烈的体育活动，那睡觉前，较高的体温会让你们难以进入睡眠。因此，最好在晚上早一点去健身房。如果你们愿意，可以在清晨去健身房。

❼ 一天的前半段，上干的蓝光

我们的电视、平板电脑、手机等电子产品的屏幕都被校准为白光/蓝光频率，它们会不停地向"钟楼"发送唤醒信号。

因此，在白天工作或学习对我们有益。但如果我们看手机是为了"调整睡眠"，那就很糟糕了。

❽ 一天的后半段，上干的黄光

所有现代的电子设备都有夜间模式，能将屏幕亮度调整为黄色/琥珀色的频率：日落时分就可以开启该模式，严格来说，在晚上、夜里或睡觉前最好使用该模式。

除了将屏幕调成夜间模式外，你们还可以把家里的灯光设置成黄色/琥珀色，尤其是卧室里的灯光最好是黄色/琥珀色的。

可以在床头柜和卧室里安装暖光的LED灯。在浪漫的夜晚，也可以使用蜡烛照明，但要注意安全。

如果经济条件允许，你们最好在房子里统一装上可调光的LED灯：一天的前半段，将LED灯设为白/蓝色；从日落开始，将LED灯调至黄色/琥珀色。

无论如何，在晚上应使用黄色/琥珀色的灯光，这样，你们会休息得更好，第二天会精力充沛。最重要的是，你们的身材会更棒，心情会更好。

❾ 早起早睡

我们一直强调，睡眠是大脑中最有效的清洁工人。清洁工人为了以最佳状态工作，需要在深度睡眠期间进入现场。深度睡眠指非快速眼动睡眠，也就是不做梦的睡眠阶段，是一种主要集中在**凌晨**时段的睡眠。

因此，除了不要太晚吃晚餐外，我们还要在晚上10点前睡觉：我们会休息得更好，使所有**神经元清洁系统**，特别是那些负责**减轻神经炎症**的系统处于完美的工作状态。正如本书开头所说的，神经炎症是导致抑郁症和焦虑症的因素之一。

❿ 漆黑万岁

要真正进入深度睡眠并开始清洁工作，需要周围环境漆黑一片。所以，要把百叶窗完全放下，撤走打扰休息的环境里的所有电子设备：可以在它们身上贴上完全不透光的贴纸，或者更好的办法是把所有有待机灯的电器插在一个多功能接线板上。这样，当你们上床睡觉时，就可以关闭电源。也可以买一个语音控制的智能接线板，上床后对它说"我要睡觉了"即可。

说到语音控制：漆黑的环境和最小的电磁波有利于睡眠。因此，在卧室里，不要放任何可以联网的设备 —— 手机、Wi-Fi或蓝牙等。如果你们必须把手机放在床头柜上，请将手机设置为"飞行模式"。

正如我们开头所说的，晨光激活了"钟楼"，钟楼告诉整个身体"醒醒，该活动了"。我们将在下一章中专门讨论运动，运动是一种真正的天然抗抑郁剂。

好好散步
体育活动的天然抗抑郁效果

我承认，在思考体育活动对抑郁症的积极影响时，我的想法是这样的："嗯，是的，体育活动肯定有利于提升生活质量和整体幸福感。但是，像散步这样简单的事情，怎么会对抑郁症这样严重的疾病和复杂的病理产生重大影响呢？"

科学不言自明

为了消除我的疑虑，我在文献搜索栏输入了一系列关键词："抑郁症""体育活动""2019"。令人惊讶的是，仅在2019年，研究人员就发表了63篇关于体育活动对缓解抑郁症具有积极影响的论文。

这些积极影响，有些已经得到了研究人员的证实，还有些有待调查。例如，体育活动的抗抑郁效果有多大可能间接促进了社会关系。

体育活动对我们的心理和社交活动肯定有一些益处。除此之外，体育活动**对我们的生理也有积极影响：**它可以改善整体**微循环**和大脑**微循环**；优化**神经元**的可塑性，也就是说大脑作为一个复杂的控制单元，能够更好地"重塑自己"，发展新的连接，开发新的功能。另外，体育活动能降低**慢性炎症**的水平，从而增强健康饮食与健康微生物群的作用机制。

但是，如何确保"每天持续不断地进行体育活动"？我已经看到你们的头顶出现了漫画中常见的对话框："是的，这本就是一件非常有意义的事情，但我没有时间去做。"

我们在健身房的花费颇多，但是通常总共只去3~4次。

我们如果以居家为主，就会购买健身自行车或跑步机："因为有了它们在家里，我就可以每天边看电影或电视剧，边做运动；我终于找不出每天不锻炼的借口了。"

事实上，几个月后，我们很可能将健身设备用作衣架。"在哑铃、控制面板和小座椅之间能放很多衣服。"我们会这样说。

所以怎么做？我们要务实

如果想进行一些对你们来说很有价值的体育活动，那就不要局限于某项具体的运动，更不要纠结于某条具体的跑步路线或某台健身器械上。

最健康的饮食是我们每天都能吃到的食物，而最健康的体育活动同样是我们能够坚持下去的运动。并非每天都做这种运动，只要我们能长期坚持做这种运动，就可以保持健康。

而在这方面，让我们聆听祖先的声音。

我们祖先的工作：多纳托的话

大家好，我是多纳托（Donato），一位古代的精神导师。你们可以想象，当时在我的家乡，没有任何机械辅助手段，更不用说运输我们的交通工具了。体育活动对我来说是一种满足生存需求的必需品，它主要有以下3种形式。

❶ 走路。长途跋涉，寻找食物，我和我的族人一同迁徙到更利于生存的气候和环境中。

❷ 奔跑。用尽全力冲刺逃离危险，以摆脱想撞我的野牛或想把我变成午餐的母狮。

❸ 举起重物。一般而言，在爬上树寻找成熟果实的过程中，我要努力克服阻力；举起沉重的巨石堵住洞口；从地里拔出有营养的根茎类蔬菜；或者，作为一个农民，当我锄地播种种子时，我会使劲锄地。

因此，你们应像我一样，努力效仿我的习惯：吃大量的浆果、根茎类蔬菜、种子和其他蔬菜；当你们幸运地找到（或猎取到一些）动物蛋白时，吃一点儿动物蛋白。最重要的是，进行以下3种类型的体育活动。

今天的我们应该如何做

尝试在日常生活中重现祖先多纳托所讲的3种活动。

❶ 步行

让我们以喜欢的方式走路，步履轻盈，不要停顿：把车停在较远的地方，走到公交站；或在早上起床后和吃早餐前离开家，这样我们也能沐浴一些阳光，生物钟就会开始良好运行。

运动的时间和频率如何？理想的情况是每周4次，每次45分钟。但实际情况是，我们有多少时间就运动多少时间，甚至5分钟也行。与之前规定对身体健康有益的最短锻炼时间的科学研究不同，近年来，研究人员发现，即使很少的活动也对我们有好处。当然，45分钟更好，但正如我们所说，最好的活动是在日常生活中都能做。

我们还想到了养成这一习惯的两个窍门。

• **社交。**与他人一起散步会走得更持久，尤其能增强对良好情绪的积极作用：我们的社交圈越大，一起运动就越能对缓解焦虑、压力等产生积极影响。

在你们所在的城市尝试寻找并加入步行活动团体。即使在小城镇，也会有步行活动团体，并且组织的活动越来越多。

• **拄杆行走，或称越野行走、北欧式行走。**这种行走方式是增加能量消耗、锻炼全身肌肉，并且避免膝盖或脚踝承受过大负荷的最佳方式，尤其是在你们超重的情况下。

你们如果在生活中已经练习过竞走或越野滑雪，那么，可以自学北欧式行走。你们也可以参加一个小型课程（只需几个小时），教练会教授一些基本动作。

去了解你们所在城市的北欧式行走团体是非常有意义的：这样，你们就可以将社交与最有效的行走结合起来，心情自然会变好。

❷ 跑步

为了安全地跑步，我们需要确保心脏、循环系统和关节处于健康状态。至于身体条件是否符合要求，我们要向医生咨询。

一旦被医生确定一切正常，我们就可以这样做：以快步走的方式进行热身，10分钟后就可以开始跑步了。就像我们看到公交车来了，绝对要赶上它。

一开始跑几秒钟，如果身体健康，可以呼吸，就可以一直跑下去。然后，一点点放慢速度，恢复步行状态，不再轻快地步行，而是慢慢放缓步伐。一旦恢复正常的呼吸节奏，就缓慢地行走，然后立刻恢复轻快的步伐，过10分钟左右再快跑一次，如此反复。这种类型的训练，即所谓的高强度间歇训练（HIIT），对我们的健康意义非凡：让我们既能保持良好的情绪，又能减轻体重，还能保持心血管健康。

如果你们希望HIIT的运动类型更加多样，或者更加个性化，例如改变运动强度，可以向一位优秀的、拥有运动科学学位的私人教练请教。

❸ 力量和重量

最简单和最日常的练习是走楼梯，最好肩上有负重 —— 比如工作时用的背包，里面有电脑，也许还有午餐盒，这就足以使锻炼更有效果。

对抗训练不仅可以锻炼肌肉，而且可以激活体内的一些激素反应，如产生生长激素，带来良好的情绪，促进肌肉骨骼健康生长。

即使是简单地**屈曲腿部**，也有助于激活有益的激素反应。如果你们比较注重外在形象，就做深蹲；如果追求便捷，就做像用蹲厕时那般简单弯腰。

户外还是室内？

所有的锻炼必求实效：活动必须简单、可行，甚至完全可以在卧室里进行锻炼。

当然，我们最好能在户外和自然光下进行活动，与大自然亲密接触，那么，好心情就会加倍。

说到自然界的活动：2019年，至少有3篇有趣的科研文献描述了所谓的森林浴的巨大益处。森林浴就是在有高大树木的森林里自由散步、悠闲游逛，甚至停下来感悟自然。

森林浴有神奇的效果：增强对免疫系统友好的细胞的活性，降低血压、平缓心率，减少压力激素，对减轻焦虑和抑郁症状尤为有效。

在森林里，我们能够呼吸到新鲜空气。换言之，对那些生活在城市里的人来说，去有高大树木的公园也是个好主意。**新鲜空气中满是"大自然创造的杀虫剂"**。整个植物世界大量产出这些天然杀虫剂，能很好地满足我们抗氧化、抗炎的需求。

此外，与大自然接触可以帮助我们激活另一种强大的自我治疗资源，即所谓的"正念",可以理解为"当下的自我觉察"。我们将在下一章中讨论这个问题。

感到悲伤时，试试陀螺饮食法
正念的再生作用

下面是我在第10章中提到过的"一个技巧"。

在网上买一个**小陀螺**：只需不到7元钱就能买到一个木制陀螺，如果你们想要一个超级精准、由金属制成的陀螺，则需要上百元。价格并不重要，唯一需要注意的是，陀螺的尖端必须足够细。尖端能够在水平面上支撑陀螺，如果尖端太大或太平，陀螺会因为移动得过多而容易撞到一些障碍物。

实验将在餐桌上进行。开始用餐时，一只手拿陀螺，另一只手拿一个光滑、平整的碟子。

在碟子上旋转陀螺，然后咬一口食物，只要陀螺在旋转，你们就保持平静咀嚼的状态，让食物中的每一个分子刺激你嘴里**成千上万的味觉受体**，品味它的味道、温度、质地，并注意它在咀嚼过程中的变化。

继续咀嚼，不要立马咽下去。用舌头在整个口腔表面挪动食物，因为你们的味觉受体无处不在，不只在舌头上。

当陀螺停止时，吞咽食物，这时，它已经呈半液体状态了。

你们现在感觉如何？

ⓐ "我做不到，3 秒钟后，我就把它咽下去了。"

这很常见：我们已经习惯于直接吞咽，以至于很少有意识地去享受食物。

基于我们的习惯，**加工食品**被设计成可快速食用的，让我们反复摄入一口接一口的食品：长期食用加工食品可能刺激令人产生无法尽兴的回味，所以本能地，我倾向于立即再吃一口。最终，为了结束这个循环，不再回味，我们很可能喝一口含糖的碳酸饮料。

快速进食这种饮食习惯是否会带来痛苦？绝非如此：我们的生活总是很匆忙，如果我们非常紧张或悲伤，甚至会用一种强烈的、令人生厌的"远离狂躁和悲伤的情感麻醉法"来欺骗自己，也唯有快速进食能令我们感到愉悦。

ⓑ "我做了，但最后那一口太恶心了！"

这是一个令人不快但非常有启发性的经验：只需要一分钟的"陀螺时间"就可以揭开加工食品"最初诱人的味觉冲击"这层面纱，也就冲破了我们吃下加工食品达到的所谓的"快乐顶点"。"快乐顶点"被食品行业设计并且研究得十分透彻，专门作为诱导消费者购买某种产品的手段。

当我们接触一些新的加工食品时，一开始我们似乎是在品尝，但也许到最后试吃的那一小口并不能说服我们购买，或者让我们产生"这一口无法满足我，我想再吃一大口"的感觉。让我们的朋友陀螺帮助我们，只需一分钟，我们就能了解我们究竟在吃什么，一分钟也许就能**决定**要不要吃这些新食品。

ⓒ "我感觉我在吃木头，但慢慢地，它的味道变得越来越好。"

这种体验也很常见，特别是当我们不吃方便食品、精加工食品，而吃一些以植物为基础、富含膳食纤维的食物时：一开始我们尝到的是水和纤维，几乎没什么感觉，它们嚼起来像木头或纸板。没有特别令人愉快的口感！

但我们如果继续咀嚼，让这一口刺激整个口腔，就能感受到令人非常愉快的东西：清新的酸味、细腻持久的苦味、整个食品的甜味，在我们的味蕾上慢慢融化。

ⓓ "医生，这一切都很好，但我不想花 3 小时来吃完一道菜！"

这个是基本常识：不可能吃每一口饭都使用陀螺。在进餐过程中，偶尔用一下就行了。例如，当你们觉得马上有太多好吃的东西时；或者恰好相反，似乎有很多没有味道的食物；或者当你们产生"我甚至没有意识到自己在吃饭"的感觉时，都可以采用陀螺饮食法。

有时，你们要了解正在发生什么，只需要给自己一点时间，仅此而已。

短时间，专注，正念

陀螺饮食法开拓了你们的视野。除了吃饭之外，每天至少给自己 **15分钟**的时间专注于自己：一个瑜伽体式、一个冥想的时刻、在树林里散步（也可以在家里的走廊上）、一个倾听呼吸的打坐时刻、安静地将半个洋葱切块，甚至更简单的"我只是坐着"。

这些行为不需要评价，没有什么好坏之分，你们也没有什么要实现的业绩目标。你们只需要**保持原来的习惯**。

从这几千年的实践中，看似简单却充满智慧的正念模式应运而生。科学界公认这种实践对治疗许多病症都有效，从创伤后疼痛到压力过大，从焦虑到抑郁等。

但这还不是全部：迪安·奥尼什（Dean Ornish）是知名生活方式医学专家，他主张通过改变生活方式来预防疾病。他的研究小组最近证实，同样基于正念的冥想路径可以限制DNA上端粒的缩短。这些端粒是我们DNA的"保护帽"，随着我们年龄增长、吃得不好、运动少、压力大或患慢性病而逐渐缩短。

至此，我们已经谈到了与快乐心情相关的营养供给、生物节律、良性体育活动、注意力和正念。

就这样吧，我觉得我已经告诉了你们一切，足够你们重新获得有益于大脑的生活方式和良好的情绪，并与自己和平相处。

说到和平相处，在下一章（即后记）中有详细的论述。

后 记

最新的科学研究对某些古代文献中的记载进行了证实，这些记载主要宣传的是以植物性食物为主的价值观，因此，我们应秉持务实精神，不掺杂任何道德层面的意图，重回植物世界的"黄金时代"。

当然，没有必要只吃植物性食物。但是大量吃植物、少吃动物制品，大大有利于我们的身心健康。

我们的大脑经常发炎，由此产生压力以及悲伤和愤怒等情绪。大脑需要回归**更快乐**地发挥功能的状态，以**平和**的态度尊重自身的节律。

我希望你们能通过阅读本书，热情地对待每种蔬菜中蕴含的强烈而平和的能量，重拾回到厨房的信心，准备每一顿对大脑有益的可口菜肴。

因为，正如我的烹饪老师彼得罗·里曼（Pietro Leemann）所言："**烹饪**是自由的，知晓如何实操更是如此。它正在**改变世界**，比其他服务更行之有效。通过选择适宜的食材和进行正确组合，我们能为自己和他人造福。"

给你们一个热烈的拥抱！……咱们厨房见吧！

附 录

烹饪五要素

本书并不打算深入研究烹饪中的五行理论。五行理论深深蕴藏在生机饮食法和中国饮食学中，通过几代人的试错、努力和总结，成为千年智慧的结晶，在现代社会里仍然有效。

我们只会给出一些实用的提示和一些蔬菜烹饪的小窍门，帮助你们调和味道，愉快地做出佳肴。

说到快乐，请记住：一个健康的厨房永远不应该是无聊枯燥的，更不应该是味蕾的惩戒处。

利用这些提示来尝试不同味道的和谐搭配，始终牢记最终唯一的评判者是你们的味觉，只有味觉才有权说哪道菜是美味。

五味

根据中医的理论，酸、苦、甜、辣（辛）、咸这5种味道分别与5种普遍的能量运动有关，用自然界的5种元素来象征，并根据季节的自然周期更替密切联系在一起。

让我们一起看看这5种味道。下面还有一些例子，有助于你们了解在世界各地的烹饪传统中，这些味道是如何被结合起来的。

❶ 酸/涩味

与木的能量运动有关。

季节：春天。

颜色：绿色。

"＋）"表示加强苦味。

"－）"表示减弱甜味。

例子＋）：在煮好的菊苣中挤入一点儿柠檬汁，能加强苦味。

例子－）：在非常甜的奶油或布丁加入几滴柠檬汁，能减弱其有点腻人的甜味。

❷ 苦味

与火的能量运动有关。

季节：夏天。

颜色：红色。

"＋）"表示加强甜味。

"－）"表示减弱辛辣味。

例子＋）：在微甜的海绵蛋糕上撒一些苦涩的黑巧克力，能使甜味更持久。

例子－）：为中和、淡化大蒜和辣椒的辛辣味，加入苦苣一起烹饪。

❸ 甜味

与土的能量运动有关。

季节：夏末。

颜色：黄色。

"＋）"表示加强辛辣味。

"－）"表示减弱咸味。

例子＋）：想想印度菜的辛辣味，加一点甜味就可以增强辣味。

例子－）：当我们在意大利面酱中加了太多的盐，想温和地纠正味道时，可以放一点糖，更好的做法是加2茶匙水淀粉（1茶匙土豆淀粉稀释在1茶匙水中）。

❹ 辛辣味

与金的能量运动有关。

季节：秋天。

颜色：白色。

"＋）"表示加强咸味。

"－）"表示减弱酸/涩味。

例子＋）：所有的健康饮食指南都建议添加香料或香草(在中医理论中，香料和香草大都属于辛味的范畴），以增强食物的自然风味。添加了香料或香草之后，咸味加强了，对盐的需求自然就减少了。

例子－）：做沙拉酱时，如果放了太多醋或柠檬汁，你们就会觉得太酸了，可以加一点儿芥末酱来调和味道。

❺ 咸味

与水的能量运动有关。

季节：冬天。

颜色：黑色。

"＋）"表示加强酸/涩味。

"－）"表示减弱苦味。

例子＋）：在柠檬汁中加一小撮盐，能加强其酸化/清醒的效果。同样，准备番茄酱时要注意盐的用量，以免番茄酱变得太酸。

例子－）：所有的地中海传统烹饪方法都用盐来减弱茄子（或黄瓜）

的苦味。注意，对茄子或黄瓜进行盐渍后，要将其冲洗干净并擦干。过量的钠对健康没有好处，即使你们没有高血压病，也不要吃得太咸。

除了好好阅读外，每天都要训练自己的味觉。回到厨房，可以阅读彼得罗·里曼 (Pietro Leemann)和绍罗·里奇（Sauro Ricci）所著的有关蔬菜五味的图书，同时体验餐盘中呈现出的无限种味道组合的**"光谱"**。如果能加上同样有着无限细微变化和质地差异的**香味**，那么这张"光谱"的适用范围将会更加广泛。

参考资料

序言

Buettner D., La dieta delle zone blu, Vallardi, Milano, 2018. Bullmore E. La mente in fiamme. Un nuovo approccio alla depres-sione, Bollati Boringhieri, Torino, 2019.

Erzegovesi S., Il Digiuno per Tutti, Vallardi, Milano, 2019.

Moschetta A., L'intestino in testa, Mondadori, Milano, 2019.

Mosconi L., Nutrire il cervello, Mondadori, Milano, 2018.

Nertby Aurell L., Clase M., Food Pharmacy, Vallardi, Milano, 2018.

Piccini F., Microbioma, intestino e salute, Edizioni LSWR, Milano, 2018.

Le Sacre Scritture di Gerusalemme. Bibbia Multimediale, Edimedia, Firenze, 2014.

一盎司预防，胜于一磅治疗

American Psychiatric Association, Diagnostic and Statistical Ma- nual of Mental Disorders, 5th edition (DSM-5), American Psychiatric Publishing, Arlington, VA, 2013.

Freud S., Psicopatologia della vita quotidiana, Bollati Boringhieri, Torino, 2012.

第1章

Barnard N.D., Power Foods for the Brain: An Effective 3-Step Plan to Protect Your Mind and Strengthen Your Memory, Grand Central Life & Style, New York, 2013.

Brownell K.D., Warner K.E., The perils of ignoring history: Big Tobacco played dirty and millions died. How similar is Big Food?, Milbank Q, 2009; 87(1): 259-94.

Cahill P.A., Redmond R.M., Vascular endothelium Gateke- eper of vessel health, Atherosclerosis, 2016; 248: 97-109.

Grau-Olivares M., Arboix A., Mild cognitive impairment in stroke patients with ischemic cerebral small-vessel disease: a forerunner of vascular dementia? Expert Rev Neurother, 2009; 9(8): 1201-17.

Greger M., How not to die. Discover the foods scientifically proven to prevent and reverse disease, Pan Macmillan Books, London, 2017.

Kim Y., Je Y., Dietary fibre intake and total mortality: a me- ta-analysis of prospective cohort studies, Am J Epidemiol, 2014; 180(6): 565-73.

Wallace C.J.K. and Milev R., The effects of probiotics on de- pressive symptoms in humans: a systematic review, Ann Gen Psychiatry, 2017; 16: 14.

第2章

Anderson S.C., with Cryan J.F. & Dinan T., The Psychobiotic Revolution. Mood, food and the new science of the gut-brain connection, National Geographic Partners, Washington DC, 2017.

Clark A. and Mach N., Exercise-induced stress behavior, gut-microbiota-brain axis and diet: a systematic review for athletes, J Int Soc Sports Nutr, 2016; 13: 43.

Engen P.A. et al., The Gastrointestinal Microbiome: Alcohol Effects on the Composition of Intestinal Microbiota, Alcohol Res, 2015; 37(2): 223-236.

Greger M., "Paleopoo: What We Can Learn from Fossilized Feces"https://nutritionfacts.org/video/paleopoo-what-we-can-le- arn-from-fossilized-feces/

Househam A.M. et al., The Effects of Stress and Meditation on the Immune System, Human Microbiota, and Epigenetics, Adv Mind Body Med, 2017; 31(4): 10-25.

Leitao-Goncalves R.Z. et al., Commensal bacteria and essential amino acids control food

choice behavior and repro- duction; PLoS Biol, 2017; 15(4): e2000862.
Piccini F., Alla scoperta del microbioma umano. Flora batterica, nutrizione e malattie del progresso. Seconda ed. autopubbli- cata, 2015.
Piccini F., Microbioma, intestino e salute. Come prevenire, riconoscere e curare le disbiosi intestinali, Ed. LSWR, Milano, 2018.
Smith, P.A., The tantalizing links between gut microbes and the brain; Nature, 2015; 526(7573): 312-314.
Suez J.T. et al., Artificial sweeteners induce glucose intolerance by altering the gut microbiota, Nature, 2014; 514(7521): 181-186.

第3章

Caramia G., [Metchnikoff and a century of probiotics. From intuition to science], Pediatr Med Chir, 2008 Jul-Aug; 30(4): 215-9. Italian.
Gasbarrini G., Bonvicini F., Gramenzi A., Probiotics History, J Clin Gastroenterol, 2016 Nov/Dec; 50 Suppl 2, Proceedings from the 8th Probiotics, Prebiotics & New Foods for Microbiota and Human Health meeting held in Rome, Italy on September 13-15, 2015: S116-S119.
Metchnikoff E., The Prolongation of Life. Optimistic studies, G.P. Putnams's Sons, New York & London, 1908.

第4章

Al-Asmakh M., Zadjali F., Use of Germ-Free Animal Models in Microbiota-Related Research, J Microbiol Biotechnol, 2015 Oct; 25(10): 1583-8.
Bindels L.B., Porporato P., Dewulf E.M., Verrax J., Neyrinck A.M., Martin J.C., Scott K.P., Buc Calderon P., Feron O., Muccioli G.G., Sonveaux P., Cani P.D., Delzenne N.M.,Gut microbiota-derived propionate reduces cancer cell proliferation in the liver, Br J Cancer, 2012 Oct 9; 107(8): 1337-44.
Carding S., Verbeke K., Vipond D.T., Corfe B.M., Owen L.J.,
Dysbiosis of the gut microbiota in disease, Microb Ecol He alth Dis, 2015 Feb 2; 26: 26191.
D'Aversa F., Tortora A., Ianiro G., Ponziani F.R., Annicchiarico B.E., Gasbarrini A., Gut microbiota and metabolic syndrome, Intern Emerg Med, 2013 Apr; 8 Suppl 1: S11-5.
Fallani M., Young D., Scott J., Norin E., Amarri S., Adam R., Aguilera M., Khanna S., Gil A., Edwards C.A., Doré J.; Other Members of the INFABIO Team, Intestinal microbiota of 6-week-old infants across Europe: geographic influence beyond delivery mode, breast-feeding, and antibiotics J Pediatr Gastroenterol Nutr, 2010 Jul; 51(1): 77-84.
García-Bayona L., Comstock L.E., Bacterial antagonism in host-associated microbial communities, Science, 2018 Sep 21; 361(6408).
Haque S.Z., Haque M., The ecological community of com- mensal, symbiotic, and pathogenic gastrointestinal micro- organisms - an appraisal, Clin Exp Gastroenterol, 2017 May 5; 10: 91-103.
Institute for Quality and Efficiency in Health Care (IQWiG)
- InformedHealth.org 2006. What are microbes?, https:// www.ncbi.nlm.nih.gov/books/NBK279387/
Leslie J.L., Young V.B., The rest of the story: the microbiome and gastrointestinal infections, Curr Opin Microbiol, 2015 Feb; 23: 121-5.
Macfarlane G.T., Macfarlane S., Bacteria, colonic fermenta- tion, and gastrointestinal health, J AOAC Int, 2012 Jan-Feb; 95(1): 50-60.
Pasteur L., Méthode pour prévenir la rage après morsure, C R Acad Sci (Paris) 1885; 101: 765-74.
Sharon G., Sampson T.R., Geschwind D.H., Mazmanian S.K.,The Central Nervous System and the Gut Microbiome,Cell, 2016 Nov 3; 167(4): 915-932.
Vatanen T., Kostic A.D., d'Hennezel E., Siljander H., Fran- zosa E.A., Yassour M., Kolde R., Vlamakis H., Arthur T.D., Hmlinen A.M., Peet A., Tillmann V., Uibo R., Mokurov S., Dorshakova N., Ilonen J., Virtanen S.M., Szabo S.J., Porter J.A., Lhdesmki H., Huttenhower C., Gevers D., Cullen T.W., Knip M.; DIABIMMUNE Study Group, Xavier R.J., Variation in Microbiome LPS Immunogenicity Contributes to Autoimmunity in Humans, Cell, 2016 May 5; 165(4): 842-53.
Zhao W., Caro F., Robins W., Mekalanos J.J., Antagonism toward the intestinal microbiota and its effect on Vibrio cho- lerae virulence, Science, 2018 Jan 12; 359(6372): 210-213.

第5章

Agustí A., García-Pardo M.P., López-Almela I., Campillo I., Maes M, Romaní-Pérez M., Sanz Y., Interplay Between the Gut-Brain Axis, Obesity and Cognitive Function, Front Neurosci, 2018 Mar 16; 12: 155.
Gershon M.D., The enteric nervous system: a second brain,
Hosp Pract (1995), 1999 Jul 15; 34(7): 31-2, 35-8, 41-2 passim. Review.
Berger M., Gray J.A., Roth B.L., The expanded biology of serotonin, Annu Rev Med, 2009, 60:

355-66.

Bullmore E., La mente in fiamme. Un nuovo approccio alla depressione, Bollati Boringhieri, Torino, 2019.

Lambert G.W., Reid C., Kaye D.M., Jennings G.L., Esler M.D.,Effect of sunlight and season on serotonin turnover in the brain, Lancet, 2002 Dec 7; 360(9348): 1840-2.

Layman D.K., Lnnerdal B., Fernstrom J.D., Applications for α-lactalbumin in human nutrition, Nutr Rev, 2018 Jun 1; 76(6): 444-460.

Ridaura V., Belkaid Y., Gut microbiota: the link to your se- cond brain, Cell, 2015 Apr 9; 161(2): 193-4.

Sampson T.R., Mazmanian S.K., Control of brain develop- ment, function, and behavior by the microbiome, Cell Host Microbe, 2015 May 13; 17(5): 565-76.

Sansone R.A., Sansone L.A., Sunshine, serotonin, and skin: a partial explanation for seasonal patterns in psychopatholo- gy? Innov Clin Neurosci, 2013 Jul; 10(7-8): 20-4.

Sirgy M.J., Positive balance: a hierarchical perspective of positive mental health, Qual Life Res, 2019 Jul; 28(7): 1921-1930. Tsunetsugu Y., Park B.J., Miyazaki Y., Trends in research related to Shinrin-yoku (taking in the forest atmosphere or forest bathing) in Japan, Environ Health Prev Med, 2010Jan; 15(1): 27-37.

Whitaker-Azmitia P.M., The discovery of serotonin and its role in neuroscience, Neuropsychopharmacology, 1999 Aug; 21(2 Suppl): 2S-8S.

Young S.N., How to increase serotonin in the human brain without drugs, J Psychiatry Neurosci, 2007 Nov; 32(6): 394-9. Review.

第6章

American Psychiatric Association, Diagnostic and Statistical Manual of Mental Disorders, 5th edition (DSM-5), American Psychiatric Publishing, Arlington, VA, 2013.

Bullmore E., La mente in fiamme. Un nuovo approccio alla depressione, Bollati Boringhieri, Torino, 2019.

D'Mello C. et al., Probiotics Improve Inflammation-Associated Sickness Behavior by Altering Communication between the Peripheral Immune System and the Brain. J Neurosci, 2015 Jul 29; 35(30): 10821-30.

Jeon S.W., Kim Y.K., The role of neuroinflammation and neurovascular dysfunction in major depressive disorder. J In flamm Res, 2018 May 8; 11:179-192.

Paykel E.S., Basic concepts of depression, Dialogues Clin Neurosci, 2008; 10(3): 279-89. Review.

Peirce J.M., Alvia K., The role of inflammation and the gut microbiome in depression and anxiety, J Neurosci Res, 2019 Oct; 97(10): 1223-1241.

Ramachandraih C.T., Subramanyam N., Bar K.J., Baker G., Yeragani V.K., Antidepressants: From MAOIs to SSRIs and more, Indian J Psychiatry, 2011 Apr; 53(2): 180-2.

Rapporto Osmed 2018: www.aifa.gov.it/-/RAPPORTO-O- SMED-2018-il-consumo-di-farmaci-in-italia; www.aifa.gov.it/ documents/20142/0/Rapporto_OsMed_2018.pdf/c9eb79f9- b791-2759-4a9e-e56e1348a976

Rieder R., Wisniewski P.J., Alderman B.L., Campbell S.C., Microbes and mental health: A review. Brain Behav Immun, 2017 Nov; 66: 9-17.

Sampson T.R., Mazmanian S.K., Control of brain develop- ment, function, and behavior by the microbiome, Cell Host Microbe, 2015 May 13; 17(5): 565-76.

Schachter J., Martel J., Lin C.S., Chang C.J., Wu T.R., Lu C.C., Ko Y.F., Lai H.C., Ojcius D.M., Young J.D., Effects of obesity on depression: A role for inflammation and the gut mi crobiota, Brain Behav Immun, 2018 Mar; 69: 1-8.

Shadrina M., Bondarenko E.A., Slominsky P.A., Genetics Fac- tors in Major Depression Disease, Front Psychiatry, 2018 Jul 23; 9: 334. doi: 10.3389/fpsyt.2018.00334. eCollection2018. Review.

Shattuck E.C., Muehlenbein M.P., Human sickness behavior: Ultimate and proximate explanations, Am J Phys Anthropol, 2015 May; 157(1): 1-18.

WHO/depression: www.WHO.int/mental_health/management/ depression/who_paper_depression_wfmh_2012.pdf

Zheng P., Zeng B., Zhou C., Liu M., Fang Z., Xu X., Zeng L., Chen J., Fan S., Du X., Zhang X., Yang D., Yang Y., Meng H., Li W., Melgiri N.D., Licinio J., Wei H., Xie P., Gut microbiome remodeling induces depressive-like behaviors through a pathway mediated by the host's metabolism, Mol Psychiatry, 2016 Jun; 21(6): 786-96.

第7章

Dinan, T.G. et al., Psychobiotics: a novel class of psychotro- pic, Biol Psychiatry, 2013 74(10): 720-726.

Dr. Greger's Daily Dozen Checklist. https://nutritionfacts.org/ video/dr-gregers-daily-dozen-checklist/

Harvard University - T.H Chan school of public health, Il Piatto del Mangiar Sano, 2011, https://www.hsph.harvard.edu/nutritionsource/healthy-eating-plate/translations/italian/

第8章

Spiller G.A. (Ed.), CRC Handbook of dietary fiber in human nutrition, CRC Press LLC, Boca Raton, FL, 2001.

Spiller G. & M., What's with fiber? enjoy better health with a highfibre, plant-based diet, Basic Health Publications Inc., Laguna Beach, CA, 2005.

第9章

Società Italiana di Nutrizione Umana (SINU), Livelli di As- sunzione di Riferimento di Nutrienti ed energia per la popola- zione italiana (LARN), IV Revisione, SICS Editore, Roma, 2014.

Vandeputte D., Falony G., Vieira-Silva S., Wang J., Sailer M., Theis S., Verbeke K. and Raes J., Prebiotic inulin-type fructans induce specific changes in the human gut microbiota, Gut 2017 66(11): 1968-1974.

第10章

Anderson S.C., Cryan, J.F. & Dinan T., The Psychobiotic Revolution. Mood, food and the new science of the gut-brain connection, National Geographic Partners, Washington DC, 2017.

Hiel S., Bindels L.B., Pachikian, Kalala G., Broers V., Zamariola G., Chang B.I., Kambashi B., Rodriguez J., Cani P. D., Neyrinck A.M., Thissen J.P., Luminet O., Bindelle J. and Delzenne N.M., Effects of a diet based on inulin-rich vegetables on gut health and nutritional behavior in healthy humans, Am J Clin Nutr, 2019 109(6): 1683-1695.

Paci G., Me pareva 'na loffa, in Ondate di pensieri, poesie di vernacolo anconitano, sito https://www.anconanostra.com/vernaculo/poeti/paci/pareva_loffa.htm

第11章

AA.VV., Atlante gastronomico dell'orto, Slow Food Editore, Bra, 2019.

Bender A. et al., The association of folate and depression: A meta-analysis, J Psychiatr Res, 2017 95: 9-18.

Leemann P., Ricci S., Come fare i vegetali in cucina, Sistemi Editoriali, Napoli, 2017.

Petrie M. et al., Beet Root Juice: An Ergogenic Aid for Exercise and the Aging Brain, J Gerontol A Biol Sci Med Sci, 2017 72(9): 1284-1289.

Presley T.D. et al., Acute effect of a high nitrate diet on brain perfusion in older adults, Nitric Oxide 2011; 24(1): 34-42.

Spiller G. & M., What's with fiber? Enjoy better health with a high fibre, plant-based diet, Basic Health Publications Inc., Laguna Beach, CA, 2005.

Wightman E.L. et al., Dietary nitrate modulates cerebral blood flow parameters and cognitive performance in humans: A double-blind, placebo-controlled, crossover investigation, Physiol Behav, 2015; 149: 149-158.

第12章

Bai Y. et al., Sulforaphane Protects against Cardiovascular Disease via Nrf2 Activation, Oxid Med Cell Longev, 2015: 407580.

Black C.N. et al., Oxidative stress, anti-oxidants and the cross-sectional and longitudinal association with depressive symptoms: results from the CARDIA study, Transl Psychiatry, 2016 6: e743.

Devoto G., Oli G., Vocabolario della Lingua Italiana, Le Monnier, Firenze, 2017.

Egner P.A. et al., Rapid and sustainable detoxication of airborne pollutants by broccoli sprout beverage: results of a randomized clinical trial in China, Cancer Prev Res (Phila), 2014 7(8): 813-823.

Ghawi S.K. et al., The potential to intensify sulforaphane formation in cooked broccoli (Brassica oleracea var. italica) using mustard seeds (Sinapis alba), Food Chem, 2013 138(2-3): 1734-1741.

Liang H. et al., Intensifying sulforaphane formation in broc- coli sprouts by using other cruciferous sprouts additions, Food Sci Biotechnol, 2018 27(4): 957-962.

Okunade O. et al., Supplementation of the Diet by Exogenous Myrosinase via Mustard Seeds to Increase the Bioavailabi- lity of Sulforaphane in Healthy Human Subjects after the Consumption of Cooked Broccoli, Mol Nutr Food Res, 2018 62(18): e1700980.

Parfenova H. et al., Vasodilator effects of sulforaphane in cerebral circulation: A critical role of endogenously produced hydrogen sulfide and arteriolar smooth muscle KATP and BK channels in the brain, J Cereb Blood Flow Metab 2019: 271678X19878284.

Riso P. et al., Modulation of plasma antioxidant levels, gluta- thione S-transferase activity and DNA damage in smokers following a single portion of broccoli: a pilot study J Sci Food Agric, 2014 94(3): 522-528.

Riso P. et al., Effect of 10-day broccoli consumption on in- flammatory status of young healthy smokers, Int J Food Sci Nutr, 2014 65(1): 106-111.

Sita G. et al., Sulforaphane from Cruciferous Vegetables: Recent Advances to Improve Glioblastoma Treatment Nu trients, 2018 10(11).

Soundararajan, P. and J. S. Kim, Anti-Carcinogenic Glu- cosinolates in Cruciferous Vegetables and Their Antago nistic Effects on Prevention of Cancers, Molecules, 2018 23(11).

Stringham N.T. et al., Supplementation with macular caro- tenoids reduces psychological stress, serum cortisol, and sub-optimal symptoms of physical and emotional health in young adults, Nutr Neurosci, 2018 21(4): 286-296.

Tarozzi A. et al., Sulforaphane as a potential protective phyto chemical against neurodegenerative diseases, Oxid Med Cell Longev, 2013: 415078.

Zeni A.L.B. et al., Lutein prevents corticosterone-induced depressive-like behavior in mice with the involvement of antioxidant and neuroprotective activities, Pharmacol Biochem ehav, 2019 179: 63-72.

Zhang J.C. et al., Prophylactic effects of sulforaphane on depression-like behavior and dendritic changes in mice after inflammation, J Nutr Biochem, 2017 39: 134-144.

第13章

Li Y. et al., Quercetin, Inflammation and Immunity, Nutrien- ts, 2016 8(3): 167.

Ottolenghi Y., Plenty, Ebury Publishing, London, 2010.

Samad N. and Saleem A., Administration of Allium cepa L.bulb attenuates stress-produced anxiety and depression and improves memory in male mice, Metab Brain Dis, 2018 33(1): 271-281.

Samad N. et al., Quercetin protects against stress-induced anxiety- and depression-like behavior and improves memory in male mice Physiol Res, 2018 67(5): 795-808.

Spiller G.A. (Ed.), CRC Handbook of dietary fiber in human nutrition, CRC Press LLC, Boca Raton, FL, 2001.

Spiller G. & M., What's with fiber? Enjoy better health with a high fibre, plant-based diet, Basic Health Publications Inc., Laguna Beach, CA, 2005.

第14章

Ebrahimzadeh Attari V. et al., A systematic review of the anti-obesity and weight lowering effect of ginger (Zingiber offi cinale Roscoe) and its mechanisms of action, Phytother Res, 2018 32(4): 577-585.

Kobaek-Larsen M. et al., Effect of the dietary polyacetylenes falcarinol and falcarindiol on the gut microbiota composition in a rat model of colorectal cancer BMC Res Notes, 2018 11(1): 411.

Kobaek-Larsen M. et al., Dietary Polyacetylenic Oxylipins Falcarinol and Falcarindiol Prevent Inflammation and Co- lorectal Neoplastic Transformation: A Mechanistic and Dose-Response Study in A Rat Model Nutrients, 2019 11(9).

Mahluji S. et al., Effects of ginger (Zingiber officinale) on plasma glucose level, HbA1c and insulin sensitivity in type 2 diabetic patients, Int J Food Sci Nutr, 2013 64(6): 682-686.

Martinez D.M. et al., Antidepressant-like activity of dehydro- zingerone: involvement of the serotonergic and noradrener- gic systems, Pharmacol Biochem Behav, 2014 127: 111-117.

Stefanson A.L. and Bakovic M., Falcarinol Is a Potent Inducer of Heme Oxygenase-1 and Was More Effective than Sulfo- raphane in Attenuating Intestinal Inflammation at Diet-Achievable Doses, Oxid Med Cell Longev 2018: 3153527.

第15章

Bao H. et al., Grifola frondosa (GF) produces significant an- tidepressant effects involving AMPA receptor activation in mice, Pharm Biol, 2017 55(1): 299-305.

Bao H. et al., Lentinan produces a robust antidepressant-like effect via enhancing the prefrontal Dectin-1/AMPA receptor signaling pathway, Behav Brain Res, 2017 317: 263-271.

Ben Salem M. et al., Pharmacological Studies of Artichoke Leaf Extract and Their Health Benefits, Plant Foods Hum Nutr, 2015 70(4): 441-453.

Hazan M., The Essentials of Classic Italian Cooking, Macmillan London Limited, London, 1992.

Miki T. et al., Longitudinal adherence to a dietary pattern and risk of depressive symptoms: the Furukawa Nutrition and Health Study, Nutrition, 2018. 48: 48-54.

Miyake Y. et al., Dietary patterns and depressive symptoms during pregnancy in Japan: Baseline data from the Kyushu Okinawa Maternal and Child Health Study, J Affect Disord, 2018 225: 552-558.

Nagano M. et al., Reduction of depression and anxiety by 4 weeks Hericium erinaceus intake, Biomed Res, 2010 31(4): 231-237.

Niu K. et al., A tomato-rich diet is related to depressive symp- toms among an elderly population aged 70 years and over: a population-based, cross-sectional analysis, J Affect Disord, 2013 144(1-2): 165-170.

Vilahur G. et al., Intake of cooked tomato sauce preserves coronary endothelial function and improves apolipoprotein A-I and apolipoprotein J protein profile in high-density lipoproteins, Transl Res, 2015 166(1): 44-56.

Yokoyama Y. et al., Score-Based and Nutrient-Derived Dietary Patterns Are Associated with Depressive Symptoms in Community-Dwelling Older Japanese: A Cross-Sectional Study, J Nutr Health Aging, 2019 23(9): 896-903.

Zhang M. et al., Dietary intakes of mushrooms and green tea combine to reduce the risk of breast cancer in Chinese women Int J Cancer, 2009 124(6): 1404-1408.

第16章

Bowman A.B. et al., Role of manganese in neurodegenerative diseases, Journal of trace elements in medicine and biology : organ of the Society for Minerals and Trace Elements (GMS) vol. 25,4 (2011): 191-203.

Ciulu M. et al., Extraction and Analysis of Phenolic Com- pounds in Rice: A Review, Molecules, 2018 23(11).

Halajzadeh J. et al., Effects of resistant starch on glycemic control, serum lipoproteins and systemic inflammation in patients with metabolic syndrome and related disorders: A systematic review and meta-analysis of randomized controlled clinical trials, Crit Rev Food Sci Nutr, 2019: 1-13.

Raigond P. et al., Resistant starch in food: a review, J Sci Food Agric, 2015 95(10): 1968-1978.

Shao Y. and Bao J., Polyphenols in whole rice grain: gene- tic diversity and health benefits, Food Chem, 2015 180: 86-97.

Yang X. et al., Resistant Starch Regulates Gut Microbiota: Structure, Biochemistry and Cell Signalling, Cell Physiol Biochem, 2017 42(1): 306-318.

Zaman S.A. and Sarbini S.R., The potential of resistant starch as a prebiotic, Crit Rev Biotechnol, 2016 36(3): 578-584.

第17章

Bayes J. et al., Effects of Polyphenols in a Mediterranean Diet on Symptoms of Depression: A Systematic Literature Re- view, Adv Nutr, 2019.

de Lima E.M. et al., Cytotoxic effect of inositol hexaphosphate and its Ni(II) complex on human acute leukemia Jurkat T cells, Toxicol In Vitro, 2015 29(8): 2081-2088.

Dickinson S., Hancock D.P., Petocz P., Brand-Miller J., High glycemic index carbohydrate mediates an acute proinflam-matory process as measured by NF-kappaB activation, Asia Pac J Clin Nutr, 2005; 14 Suppl: S120.

Farzaei M.H., Singh A.K., Kumar R., Croley C.R., Pandey A.K., Coy-Barrera E., Kumar Patra J., Das G., Kerry R.G., Annunziata G., Tenore G.C., Khan H., Micucci M., Budriesi R., Momtaz S., Nabavi S.M., Bishayee A., Targeting Inflammation by Flavonoids: Novel Therapeutic Strategy for Metabo- lic Disorders, Int J Mol Sci, 2019 Oct 8; 20(19).

Galland L., Diet and inflammation, Nutr Clin Pract, 2010 Dec; 25(6): 634-40.

Messina V., Nutritional and health benefits of dried beans, Am J Clin Nutr, 2014 Jul; 100 Suppl 1: 437S-42S. Neuhouser M.L., Schwarz Y., Wang C., Breymeyer K., Coronado G., Wang C.Y. et al., A low-glycemic load diet reduces serum C-reactive protein and modestly increases adiponectin in overweight and obese adults, J Nutr, 2012; 142: 369-74.

Schroterova L. et al., Inositol hexaphosphate limits the mi- gration and the invasiveness of colorectal carcinoma cells in vitro, Int J Oncol, 2018 53(4): 1625-1632.

U.S. Department of Agriculture (USDA), FoodData Central, https://fdc.nal.usda.gov

第18章

Andrews P., Johnson R.J., Evolutionary basis for the human diet: consequences for human health, J Intern Med, 2019 Nov 16.

Chaves V.C. et al., Blackberry extract improves behavioral and neurochemical dysfunctions in a ketamine-induced rat mo- del of mania Neurosci Lett, 2019: 134566.

Dreher M.L., Whole Fruits and Fruit Fiber Emerging Health Effects, Nutrients, 2018 Nov 28; 10(12).

Godos J. et al., Dietary Polyphenol Intake and Depression: Results from the Mediterranean Healthy Eating, Lifestyle and Aging (MEAL) Study, Molecules, 2018 23(5).

Jebb S.A., Bowes and Church's food values of portions commonly used. Clinical Nutrition, 1994, Vol 13, Issue 2, 125-126.

Joseph S.V., Edirisinghe I., Burton-Freeman B.M., Berries: anti-inflammatory effects in humans, J Agric Food Chem, 2014; 62(18): 3886-3903.

Pribis P., Shukitt-Hale B., Cognition: the new frontier for nuts and berries, Am J Clin Nutr, 2014;100 Suppl 1: 347S-52S.

Sadler M.J., Gibson S., Whelan K., Ha M.A., Lovegrove J., Higgs J., Dried fruit and public health - what does the evidencetell us? Int J Food Sci Nutr, 2019 Sep; 70(6): 675-687.

Spohr L. et al., Combined actions of blueberry extract and lithium on neurochemical changes observed in an experi- mental model of mania: exploiting possible synergistic effects, Metab Brain Dis, 2019 34(2): 605-619.

第19章

De Santis S., Cariello M., Piccinin E., Sabbà C., Moschetta A.,Extra Virgin Olive Oil: Lesson from Nutrigenomics, Nu trients, 2019; 11(9): 2085.
Galland L., Diet and inflammation, Nutr Clin Pract, 2010 Dec; 25(6): 634-40.
Goyal A., Sharma V., Upadhyay N., Gill S., Sihag M., Flax and flaxseed oil: an ancient medicine & modern functional food, J Food Sci Technol, 2014; 51(9): 1633-1653.
Ros E., Health benefits of nut consumption, Nutrients, 2010 Jul; 2(7): 652-82.
Sanhueza C., Ryan L., Foxcroft D.R., Diet and the risk of unipolar depression in adults: systematic review of cohort stu dies J Hum Nutr Diet, 2013; 26(1): 56-70.
Souza P.A.L., Marcadenti A., Portal V.L., Effects of Olive Oil Phenolic Compounds on Inflammation in the Preven- tion and Treatment of Coronary Artery Disease, Nutrients, 2017; 9(10): 1087.
Sugizaki C.S.A., Naves M.M.V., Potential Prebiotic Properties of Nuts and Edible Seeds and Their Relationship to Obesity, Nutrients, 2018; 10(11): 1645.

第20章

Gan R.Y., Li H.B., Sui Z.Q., Corke H., Absorption, metaboli- sm, anti-cancer effect and molecular targets of epigallocate- chin gallate (EGCG): An updated review, Crit Rev Food Sci Nutr, 2018; 58(6): 924-941.
Mancini E., Beglinger C., Drewe J., Zanchi D., Lang U.E., Borgwardt S., Green tea effects on cognition, mood and human brain function: A systematic review. Phytomedicine, 2017; 34: 26-37.
McKay D.L., Blumberg J.B., A review of the bioactivity and potential health benefits of peppermint tea (Mentha piperita L.), Phytother Res, 2006; 20(8): 619-633.
Meeusen R., Decroix L., Nutritional Supplements and the Brain, Int J Sport Nutr Exerc Metab, 2018; 28(2): 200-211.
Ohishi T., Goto S., Monira P., Isemura M., Nakamura Y., An- ti-inflammatory Action of Green Tea, Antiinflamm Antiallergy Agents Med Chem, 2016; 15(2): 74-90.
Pill J.F. et al., High prevalence of hypohydration in occupations with heat stress-Perspectives for performance in combined cognitive and motor tasks, PLoS One, 2018 13(10): e0205321.
Popkin B.M., D'Anci K.E., Rosenberg I.H., Water, hydration,and health, Nutr Rev, 2010; 68(8): 439-458.
Poswal F.S., Russell G., Mackonochie M., MacLennan E., Adukwu E.C., Rolfe V., Herbal Teas and their Health Benefits: A Sco- ping Review, Plant Foods Hum Nutr, 2019; 74(3): 266-276.

第21章

Ahmadpanah M. et al., Crocus Sativus L. (saffron) versus ser- traline on symptoms of depression among older people with major depressive disorders-a double-blind, randomized in- tervention study, Psychiatry Res, 2019. 282: 112613.
Ali S.S. et al., The antidepressant-like effect of Ocimum basilicum in an animal model of depression, Biotech Histochem, 2017 92(6): 390-401.
Anderson R.A. et al., Cinnamon counteracts the negative effects of a high fat/high fructose diet on behavior, brain insulin signaling and Alzheimer-associated changes, PLoS One, 2013 8(12): e83243.
Ayuob N.N. et al., Can Ocimum basilicum relieve chronic un- predictable mild stress-induced depression in mice?, Exp Mol Pathol, 2017 103(2): 153-161.
Bashang H. and Tamma S., The use of curcumin as an effective adjuvant to cancer therapy: A short review, Biotechnol Appl Biochem, 2019.
Deyno S. et al., Efficacy and safety of cinnamon in type 2 diabetes mellitus and pre-diabetes patients: A meta-analysis and meta-regression, Diabetes Res Clin Pract, 2019 156: 107815.
Donelli D. et al., Effects of lavender on anxiety: A systematic review and meta-analysis, Phytomedicine, 2019 65: 153099.
Fusar-Poli L. et al., Curcumin for depression: a meta-analy- sis, Crit Rev Food Sci Nutr, 2019: 1-11.
Guzman-Gutierrez S.L. et al., Linalool and beta-pinene exert their antidepressant-like activity through the monoaminer- gic pathway, Life Sci, 2015 128: 24-29.
Khazdair M.R. et al., Neuroprotective potency of some spice herbs, a literature review, J Tradit Complement Med, 2019 9(2): 98-105.
Lopresti A.L. and Drummond P.D., Efficacy of curcumin, and a saffron/curcumin combination for the treatment of major depression: A randomised, double-blind, placebo-control led study, J Affect Disord, 2017 207: 188-196.
Mahmood R. et al., Comparison of neuropharmacological activities of methanolic extracts of Cuminum nigrum (Linn.) and Centratherum anthelminticum (Linn.) in mice, Pak J Pharm Sci, 2019

32(1): 81-87.

Martinez D.M. et al., Antidepressant-like activity of dehydro- zingerone: involvement of the serotonergic and noradrener- gic systems, Pharmacol Biochem Behav, 2014 127: 111-117.

Melo F.H. et al., Antidepressant-like effect of carvacrol (5-Iso propyl-2-methylphenol) in mice: involvement of dopaminergic system, Fundam Clin Pharmacol, 2011 25(3): 362-367.

Ng Q.X. et al., Clinical Use of Curcumin in Depression: A Meta-Analysis, J Am Med Dir Assoc, 2017 18(6): 503-508.

Nieto G. et al., Antioxidant and Antimicrobial Properties of Rosemary (Rosmarinus officinalis, L.): A Review, Medicines (Basel), 2018 5(3).

Qin B. et al., Cinnamon polyphenols regulate S100beta, sirtuins, and neuroactive proteins in rat C6 glioma cells, Nutrition, 2014 30(2): 210-217.

Shafiee M. et al., Saffron in the treatment of depression, anxiety and other mental disorders: Current evidence and potential mechanisms of action, J Affect Disord, 2018 227: 330-337.

Zairi A. et al., Phytochemical analysis & Assessment of Biological Properties of essential oils obtained from Thyme & Rosmarinus Species, Curr Pharm Biotechnol, 2019.

第22章

Coton M., Pawtowski A., Taminiau B. et al., Unraveling mi- crobial ecology of industrial-scale Kombucha fermentations by metabarcoding and culture-based methods, FEMS Microbiol Ecol, 2017; 93(5): 10.

Dimidi E., Cox S.R., Rossi M., Whelan K., Fermented Foods: Definitions and Characteristics, Impact on the Gut Microbiota and Effects on Gastrointestinal Health and Disease, Nutrients, 2019; 11(8): 1806.

Marco M.L., Heeney D., Binda S. et al., Health benefits of fermented foods: microbiota and beyond, Curr Opin Biotechnol, 2017; 44: 94-102.

Melini F., Melini V., Luziatelli F., Ficca A.G., Ruzzi M., Heal- th-Promoting Components in Fermented Foods: An Up-to- Date Systematic Review, Nutrients, 2019; 11(5): 1189.

Rosa D.D., Dias M.M.S., Grzekowiak .M., Reis S.A., Conceio L.L., Peluzio M.D.C.G., Milk kefir: nutritional, microbiological and health benefits, Nutr Res Rev, 2017; 30(1): 82-96.

Selhub E.M., Logan A.C., Bested A.C., Fermented foods, microbiota, and mental health: ancient practice meets nutritio- nal psychiatry, J Physiol Anthropol, 2014; 33(1): 2.

第23章

Granner M.L. and Evans A.E., Variables associated with fruit and vegetable intake in adolescents, Am J Health Behav, 2011 35(5): 591-602.

Thaler R., Sunstein C.R., Nudge, La Spinta Gentile. La nuova strategia per migliorare le nostre decisioni su denaro, salute, felicità, Feltrinelli, Milano, 2014.

Wansink B., Slim by Design: Mindless Eating Solutions for Everyday Life, Harper Collins, New York, 2014.

第24章

Buchner F.L. et al., Variety in fruit and vegetable consump- tion and the risk of lung cancer in the European prospective investigation into cancer and nutrition, Cancer Epidemiol Biomarkers Prev, 2010 19(9): 2278-2286.

Istituto Europeo di Oncologia, BDA, Banca Dati di composizione degli Alimenti per studi epidemiologici in Italia, http://www. bda-ieo.it/

Shin Y. and Kim Y., Association between Psychosocial Stress and Cardiovascular Disease in Relation to Low Consumption of Fruit and Vegetables in Middle-Aged Men, Nutrients, 2019 11(8).

Schoenfeld B.J. and Aragon A.A., How much protein can the body use in a single meal for muscle-building? Implications for daily protein distribution, J Int Soc Sports Nutr, 2018 15: 10.

Yokoyama Y. et al., Score-Based and Nutrient-Derived Dietary Patterns Are Associated with Depressive Symptoms in Community-Dwelling Older Japanese: A Cross-Sectional Study, J Nutr Health Aging, 2019 23(9): 896-903.

第25章

Bayes J. et al., Effects of Polyphenols in a Mediterranean Diet on Symptoms of Depression: A Systematic Literature Re- view, Adv Nutr, 2019.

Cherian L. et al., Mediterranean-Dash Intervention for Neu- rodegenerative Delay (MIND) Diet Slows Cognitive Decline After Stroke, J Prev Alzheimers Dis, 2019 6(4): 267-273.

Klonizakis M. et al., Effects of Long-Versus Short-Term Exposure to the Mediterranean Diet on Skin Microvascular Function and Quality of Life of Healthy Adults in Greece and the UK, Nutrients, 2019 11(10).

Martini D., Health Benefits of Mediterranean Diet, Nutrients, 2019 11(8).

Minelli P. and Montinari M.R., The Mediterranean Diet And Cardioprotection: Historical Overview And Current Research, J Multidiscip Health, 2019 12: 805-

815.
Sun H. et al.,Mediterranean diet improves embryo yield in IVF: a prospective cohort study, Reprod Biol Endocrinol, 2019. 17(1): 73.

第26章

Bot M. et al., Metabolomics Profile in Depression: A Pooled Analysis of 230 Metabolic Markers in 5283 Cases With De- pression and 10,145 Controls, Biol Psychiatry, 2019.
Erzegovesi S., Il Digiuno per tutti. Basta un giorno alla settimana per un corpo sano e una mente lucida, Vallardi, Milano, 2019.
Fond G. et al., Fasting in mood disorders: neurobiology and effectiveness. A review of the literature, Psychiatry Res, 2013 209(3): 253-258.

第27章

Bellesi M. et al., Sleep Loss Promotes Astrocytic Phagocytosis and Microglial Activation in Mouse Cerebral Cortex, J Neu- rosci, 2017 37(21): 5263-5273.
Buettner D., La dieta delle zone blu, Vallardi, Milano, 2018.
Chaix A. et al., Time-Restricted Feeding Prevents Obesity and Metabolic Syndrome in Mice Lacking a Circadian Clock, Cell Metab, 2019 29(2): 303-319 e304.
Hatori M. et al., Time-restricted feeding without reducing ca- loric intake prevents metabolic diseases in mice fed a high-fat diet, Cell Metab, 2012 15(6): 848-860.
Panda S., The Circadian Code. Lose weight, supercharge your energy and sleep well every night, Vermilion, London, 2018.
Panda S., The arrival of circadian medicine, Nat Rev Endocrinol, 2019 15(2): 67-69.
Underwood, E., Neuroscience. Sleep: the brain's housekeeper?, Science, 2013 342(6156): 301.

第28章

Antonelli M. et al., Effects of forest bathing (shinrin-yoku) on levels of cortisol as a stress biomarker: a systematic review and meta-analysis, Int J Biometeorol, 2019 63(8): 1117-1134.
Choi K.W. et al., (2019). Physical activity offsets genetic risk for incident depression assessed via electronic health records in a biobank cohort study Depress Anxiety, 2019.
Eriksson M. et al., Sedentary behavior as a potential risk factor for depression among 70-year-olds, J Affect Disord, 2019.
Farrow M.R. and Washburn K., A Review of Field Experi- ments on the Effect of Forest Bathing on Anxiety and Heart Rate Variability, Glob Adv Health Med, 2019 8: 2164956119848654.
Kandola A. et al., Physical activity and depression: Towards understanding the antidepressant mechanisms of physical activity, Neurosci Biobehav Rev, 2019 107: 525-539.
Kim S.Y. et al., Physical activity and the prevention of depression: A cohort study, Gen Hosp Psychiatry, 2019 60: 90-97.
Lee E. and Kim, Y., Effect of university students' sedentary behavior on stress, anxiety, and depression, Perspect Psychiatr Care, 2019 55(2): 164-169.
Li Q., [Effect of forest bathing (shinrin-yoku) on human heal- th: A review of the literature], Santé Publique, 2019. S1(HS): 135-143.
Martland R. et al., Can high intensity interval training improve health outcomes among people with mental illness? A systema- tic review and preliminary meta-analysis of intervention studies across a range of mental illnesses, J Affect Disord, 2019.
Morres I.D. et al., Objectively measured physical activity and depressive symptoms in adult outpatients diagnosed with major depression. Clinical perspectives, Psychiatry Res, 2019. 280: 112489.
Pascoe M.C. and Parker A.G., Physical activity and exercise as a universal depression prevention in young people: A narra- tive review, Early Interv Psychiatry, 2019 13(4): 733-739.
Vancampfort D. et al., Sedentary behavior and depression among community-dwelling adults aged >/=50 years: Re- sults from the irish longitudinal study on Ageing, J Affect Disord, 2019.
Wang, X. et al., The associations between screen time-based sedentary behavior and depression: a systematic review and meta-analysis. BMC Public Health, 2019 19(1): 1524.

第29章

Kabat-Zinn J., Ovunque tu vada, ci sei già, Corbaccio, Milano, 1997.
Moss M., Grassi, dolci, salati, Mondadori, Milano, 2014.
Ornish D., Ornish A., Undo It!, Ballantine Books, New York, 2019.
Ornish D., Lin J., Daubenmier J., Weidner G., Epel E., Kemp C.,Magbanua M.J.M., Marlin R., Yglecias L., Carroll P., Blackburn E., Increased telomerase activity and comprehensive lifestyle changes, Lancet Oncol, 2008; 9: 1048-1057.

后记

La Bibbia di Gerusalemme, VII Ed., Edizioni Dehoniane, Bolo- gna, 1998.
Leemann P., Il codice della cucina vegetariana, Giunti, Firenze, 2019.

附录

Guglielmo C., Il grande libro dell'ecodieta. Una nuova visione della salute, Ed. Mediterranee, Roma, 2005.
Kushi M., Kushi A., La Nuova Cucina Macrobiotica, Ed. Mediter ranee, Roma, 1987.
Leemann P., Ricci S., Come fare i vegetali in cucina. Sistemi Editoriali, Napoli, 2017.